腸重要な話

世界で一番すごいスーパー食物繊維で腸内フローラ革命

監修
神戸大学医学部
客員教授
寺尾啓二

著者
医学博士
古根隆広

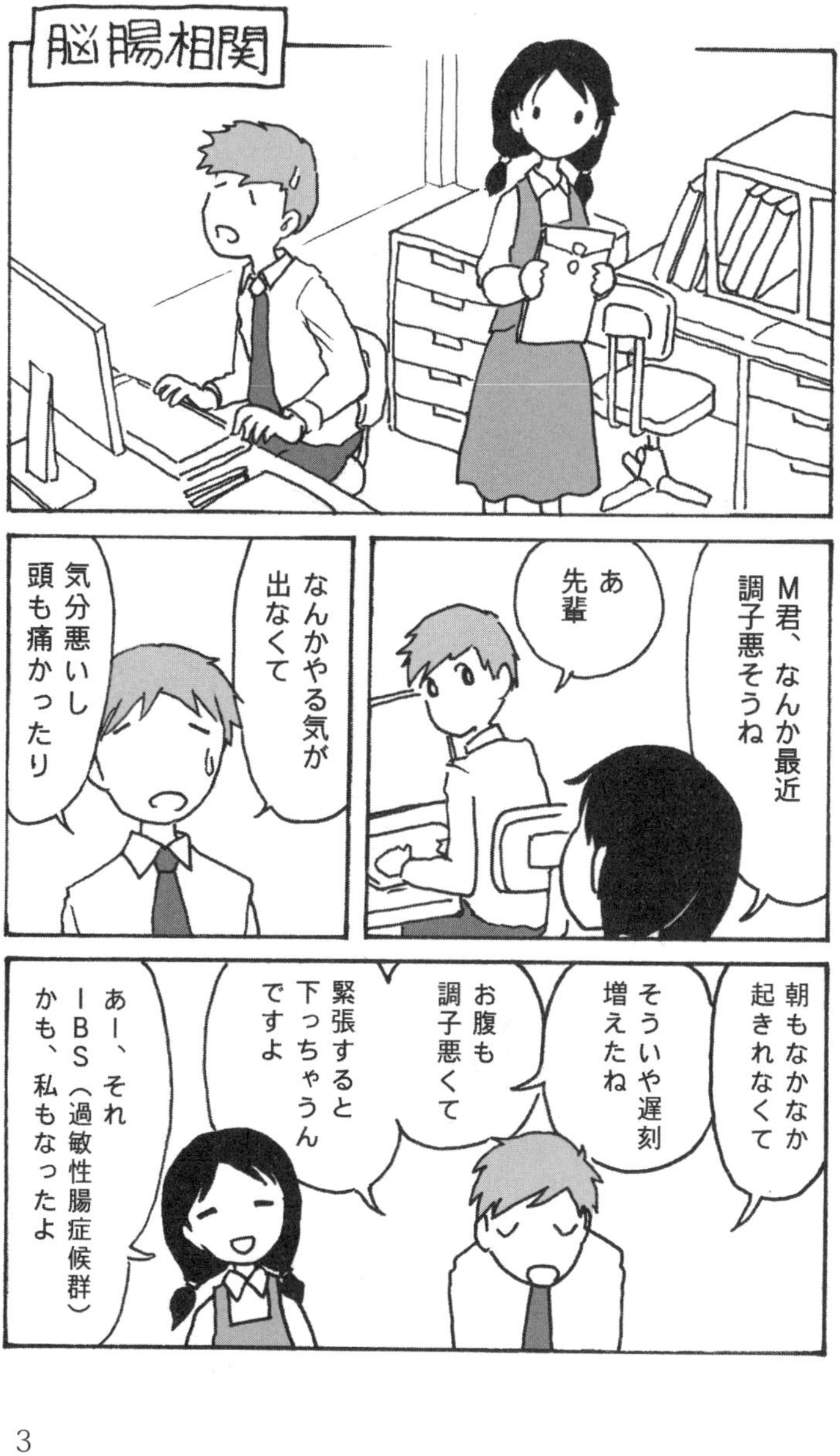
脳腸相関
M君、なんか最近調子悪そうね
あ 先輩
なんかやる気が出なくて
気分悪いし頭も痛かったり
朝もなかなか起きれなくて
そういや遅刻増えたね
お腹も調子悪くて
緊張すると下っちゃうんですよ
あー、それIBS（過敏性腸症候群）かも、私もなったよ

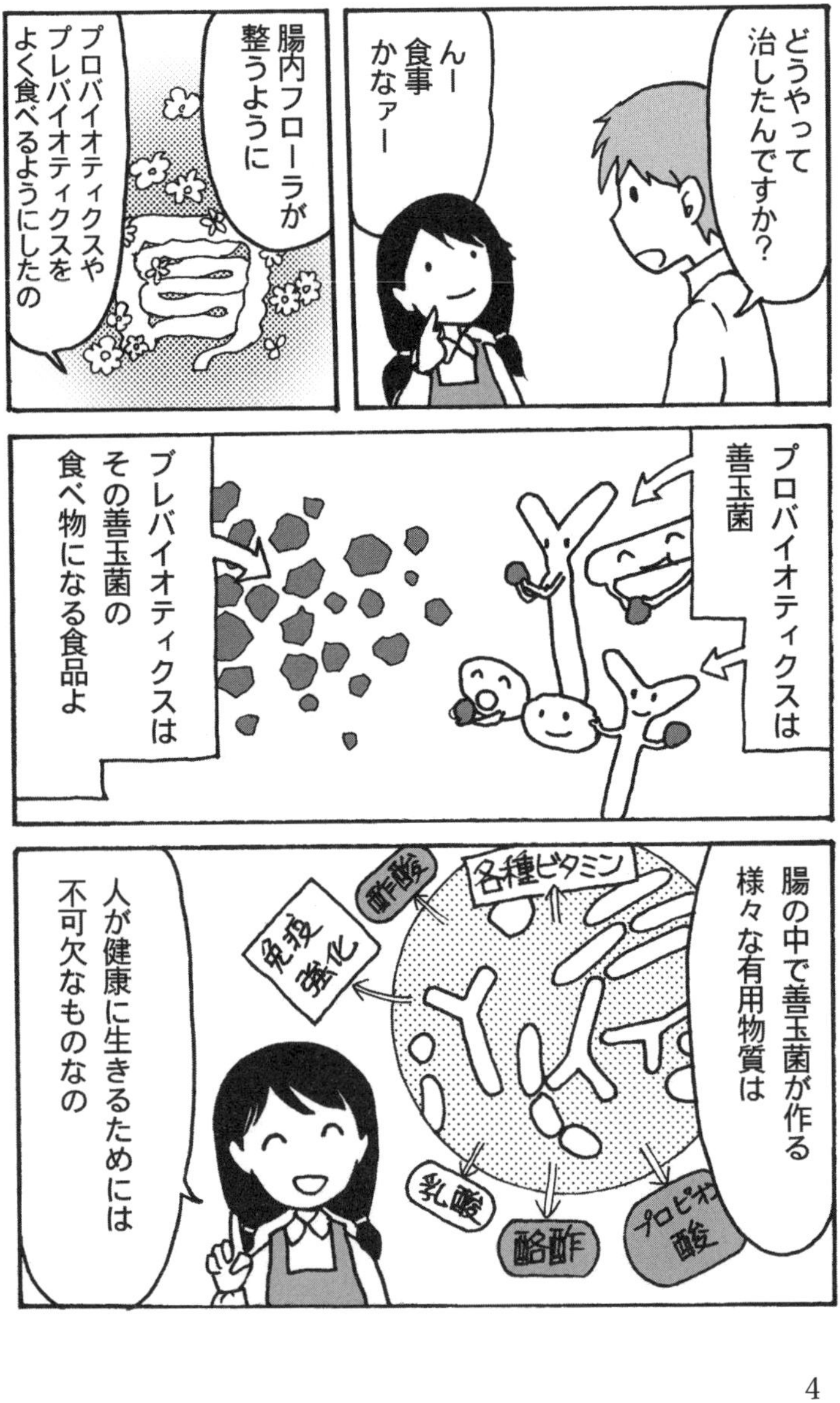
どうやって治したんですか？
んー食事かなァー
腸内フローラが整うように
プロバイオティクスやプレバイオティクスをよく食べるようにしたの
プロバイオティクスは善玉菌
プレバイオティクスはその善玉菌の食べ物になる食品よ
腸の中で善玉菌が作る様々な有用物質は
各種ビタミン
酢酸
免疫強化
乳酸
酪酸
プロピオ
酸
人が健康に生きるためには不可欠なものなの

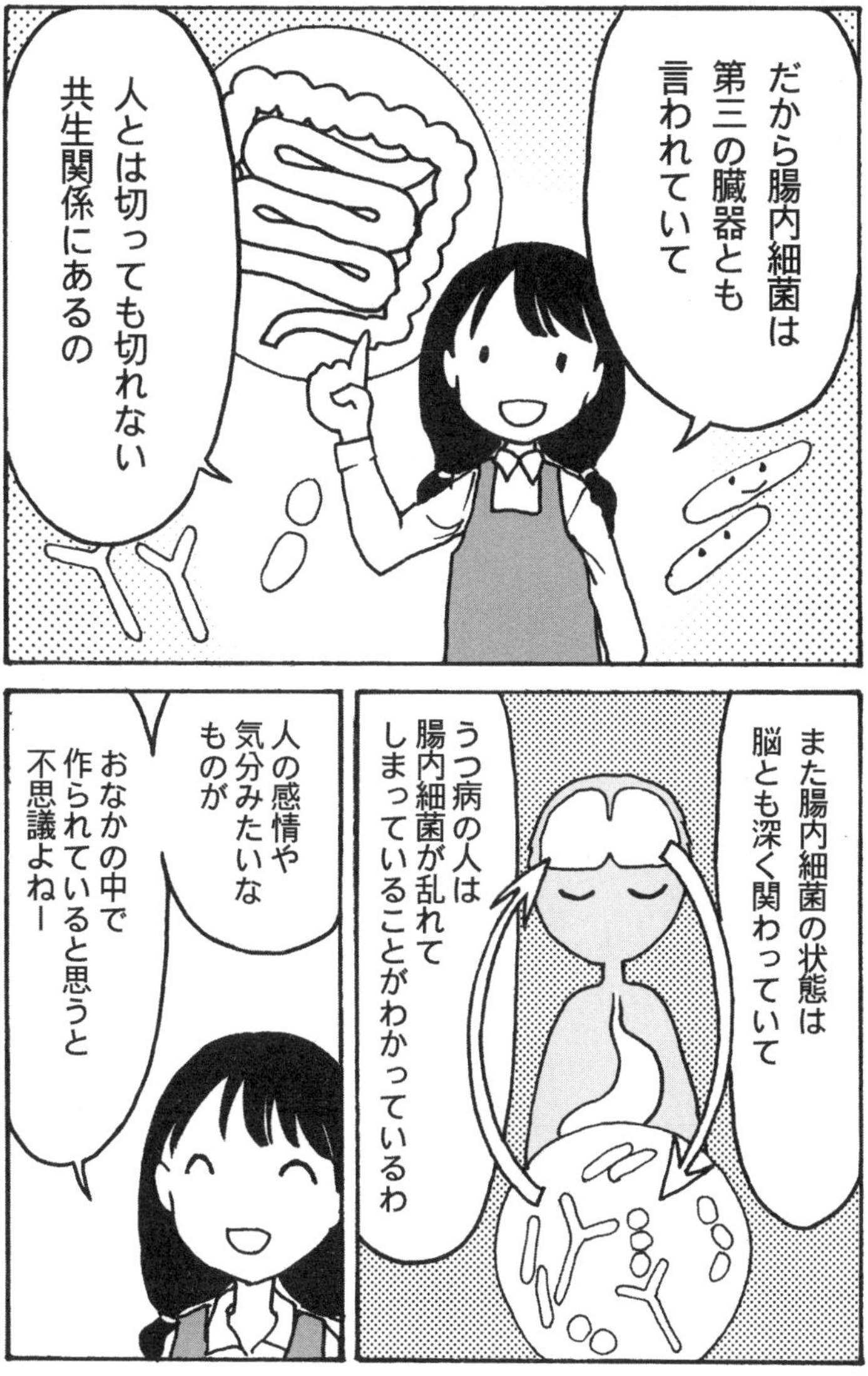
だから腸内細菌は第三の臓器とも言われていて
人とは切っても切れない共生関係にあるの
また腸内細菌の状態は脳とも深く関わっていて
うつ病の人は腸内細菌が乱れてしまっていることがわかっているわ
人の感情や気分みたいなものが
おなかの中で作られていると思うと不思議よねー

腸重要な話　世界で一番すごいスーパー食物繊維で腸内フローラ革命

はじめに

多くの人は、歳を経るにつれて自身の健康状態に少なからず悩みを持つようになります。様々な体の不調や病気には老化という加齢による体の機能低下の現象に加えて、腸内フローラが大きく関係することが近年の研究によりわかってきました。

腸内フローラとは、大腸に細菌類がぎっしり敷き詰められた細菌叢のことであり、顕微鏡で観察した時にそれがまるでお花畑のように見えることから、そのように名づけられています。腸内フローラは便秘や下痢、潰瘍性大腸炎などの消化管に関係する病気だけではなく、肌の状態や肥満、認知症、ガン、糖尿病などの全身疾患にも関係しています。

一昔前、腸内フローラと言えばビフィズス菌などの善玉菌が多ければ健康、少なければ不健康という二元論的に話されてきましたが、現在では、善玉菌や悪玉菌に限らず、腸内フローラに存在する様々な腸内細菌や、腸内細菌が作り出す代謝物が体の健康を左右することがわかり、その代謝物が非常に重要視されてきています。

本書では、善玉菌や悪玉菌をはじめとした腸内細菌だけでなく、〝腸内細菌が作る成分〟が人の健康にどのように影響し、より健康的な生活を送るためにはどうすればよいかについて紹介しています。

現在、スーパーマーケットやオンラインストアなどには、非常にたくさんの種類の腸内フローラを整えるためのプロバイオティクスやプレバイオティクス製品が並んでいますが、本書が自分に合った製品選びの一助となりましたら幸いです。

もくじ

第3章　体の不調や病気と、腸内フローラや代謝物の関係　81

第4章　腸内フローラを整える食べ物　109

マンガ・イラスト・表紙絵・装丁　鈴木俊彦

第1章　腸内フローラ

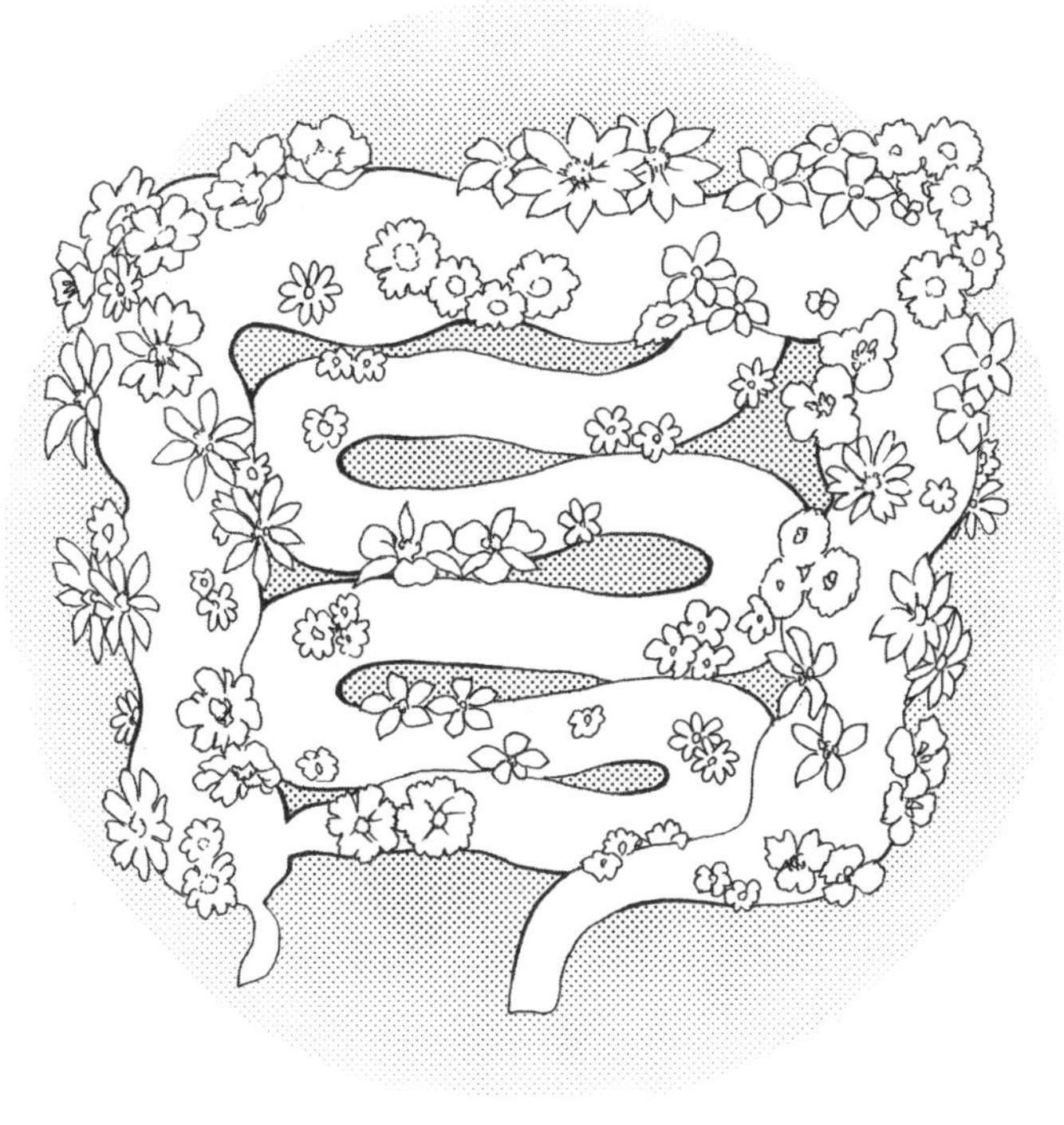

腸内フローラとは、大腸にいる腸内細菌叢のことで全身の健康に大きく関わっています。この章では、腸の役割から腸内フローラと人との共生関係、さらに腸内フローラの乱れやその確認方法について説明していきます。

1　腸の役割と腸内フローラ

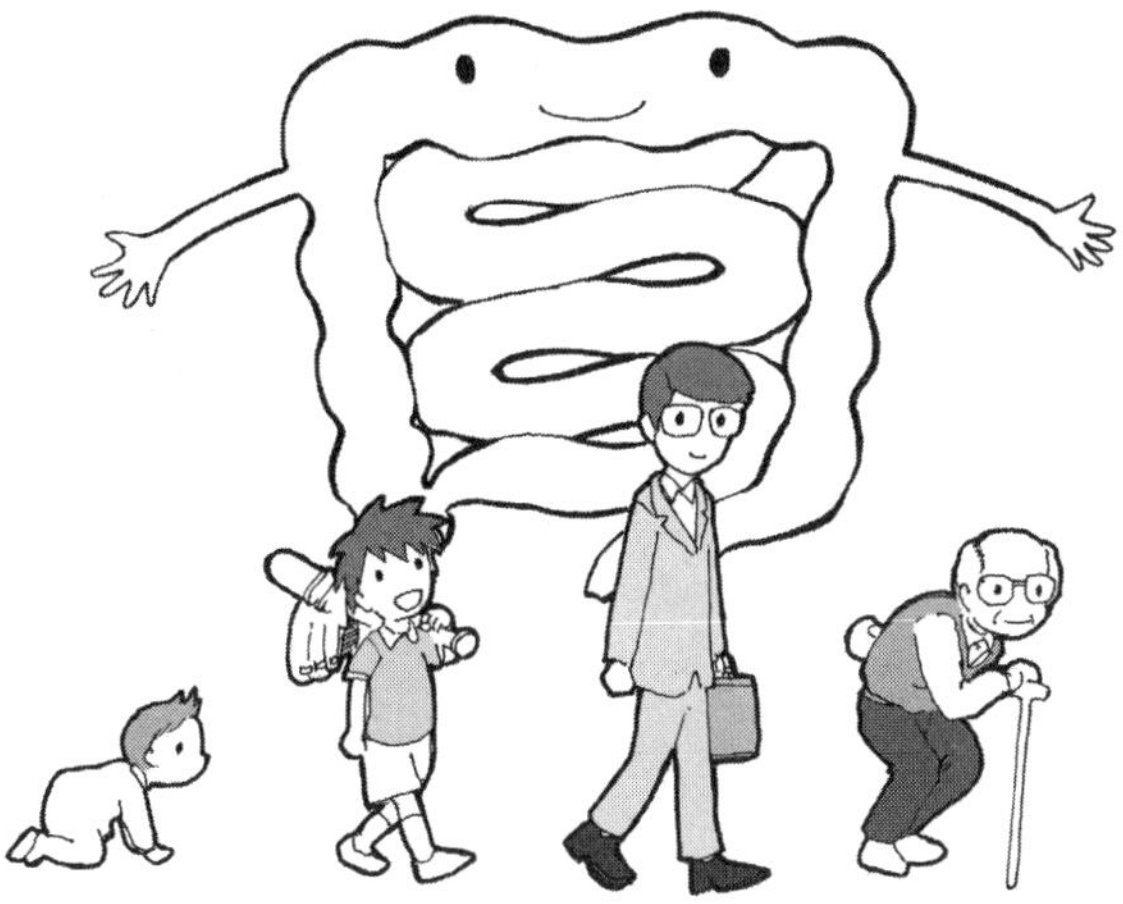

腸内フローラとは、大腸にいる腸内細菌叢のことで、顕微鏡で観察した時にお花畑のように見えることから、そのように名づけられました。腸内フローラは便秘や下痢、潰瘍性大腸炎などの消化管に関係する病気だけではなく、肌の状態や肥満、認知症、ガン、糖尿病などの全身疾患にも関係しています。この章では、腸の役割から腸内フローラと人との関係、原因と確認方法について説明していきます。

消化管各部位の名称

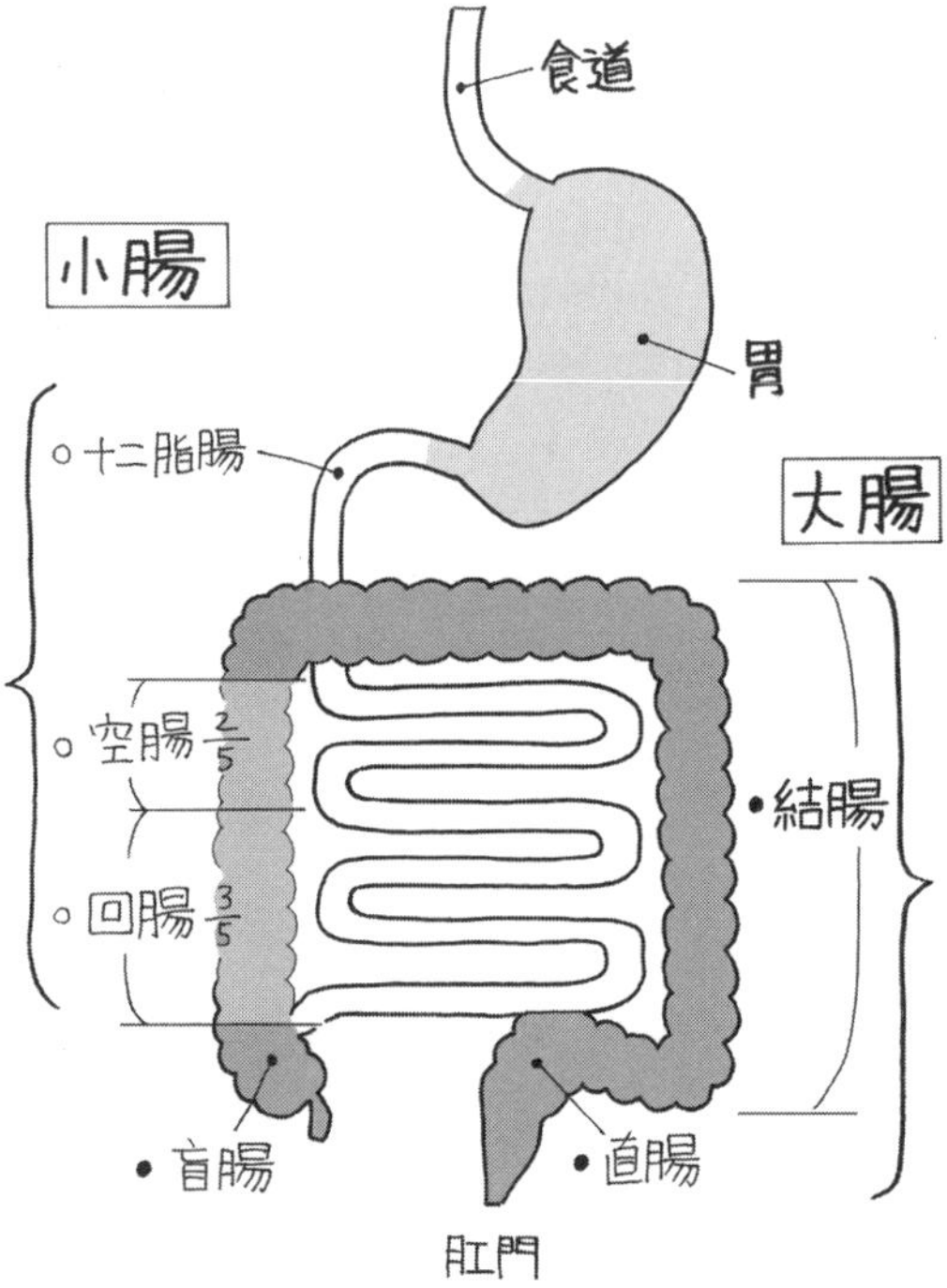

（1）腸の役割と腸管バリア機能

　口から食べたものは消化管を通過し、便として排泄されます。消化管は、口腔、食道、胃、（十二指腸・空腸・回腸）、大腸（盲腸、結腸、直腸）、肛門で構成され、器官によってそれぞれ働きは異なりますが、最も重要な機能は、食べたものを消化し、吸収することです。

栄養素	炭水化物	タンパク質	脂質（トリグリセリド由来）
最小単位	単糖	アミノ酸	脂肪酸、モノグリセリド
2つが結合したもの	二糖	ジペプチド	ジグリセリド
3つが結合したもの	三糖	トリペプチド	トリグリセリド
数個が結合したもの	オリゴ糖	ポリペプチド	−
多数が結合したもの	多糖	タンパク質	−

　三大栄養素である炭水化物、タンパク質、脂質は、食品に含まれている形では、物質として大きすぎて吸収できず、胃や小腸で消化されて物質として小さくなってから吸収されます。

　例えば、炭水化物はだ液や小腸液に含まれるアミラーゼや小腸膜などに存在するグルコシダーゼという消化酵素によってブドウ糖や果糖などの単糖にまで分解されてから吸収されます。

　タンパク質は胃液や小腸液に含まれるプロテアーゼや、小腸膜などに存在するペプチダーゼなどによってアミノ酸やジペプチド、トリペプチドまで分解されてから吸収されます。

　脂質、特に食用油などに含まれる中性脂肪とも呼ばれるトリグリセリドは小腸液に含まれるリパーゼによって脂肪酸やモノグリセリドに分解されてから吸収されます。

主な栄養素の
消化、吸収

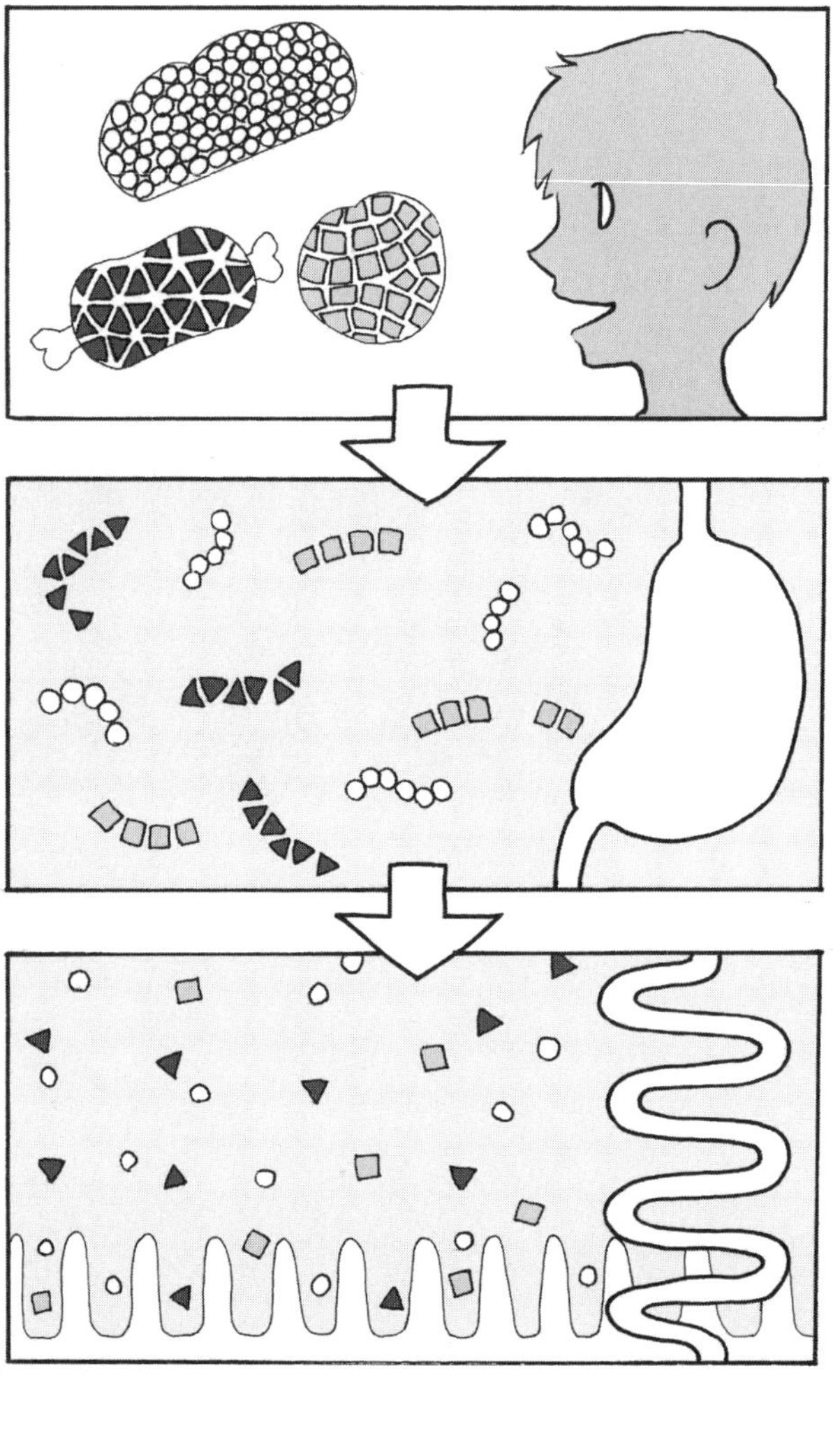

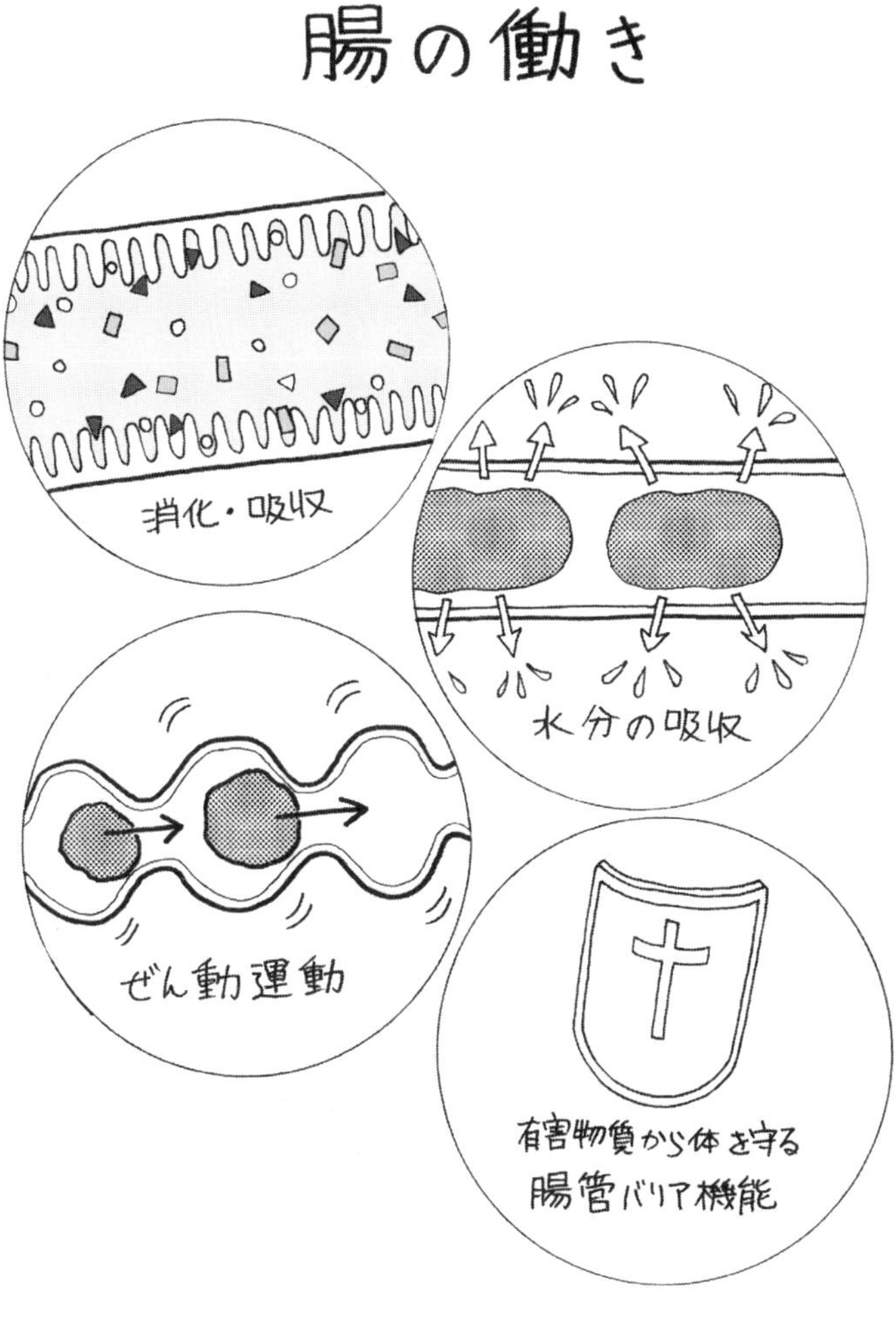
腸の働き
消化・吸収
水分の吸収
ぜん動運動
有害物質から体を守る
腸管バリア機能

このように主な栄養素の消化や吸収の大部分は腸が担っています。さらに、腸の働きは他にも、水分の吸収、栄養素の残りカスを便として排泄するための蠕動運動、口から入った有害物質から体を守るためのバリア機能（腸管バリア機能）などがあります。

腸管バリア機能は、有害物質を無害の物質に代謝する働きを持つ腸内細菌による環境バリア、有害物質が体内に吸収されないように粘調性のあるムチンを分泌したり、小腸膜に漏れる部分がないよう強固に結合した腸管上皮細胞による物理的バリア、そして免疫細胞や抗菌ペプチ

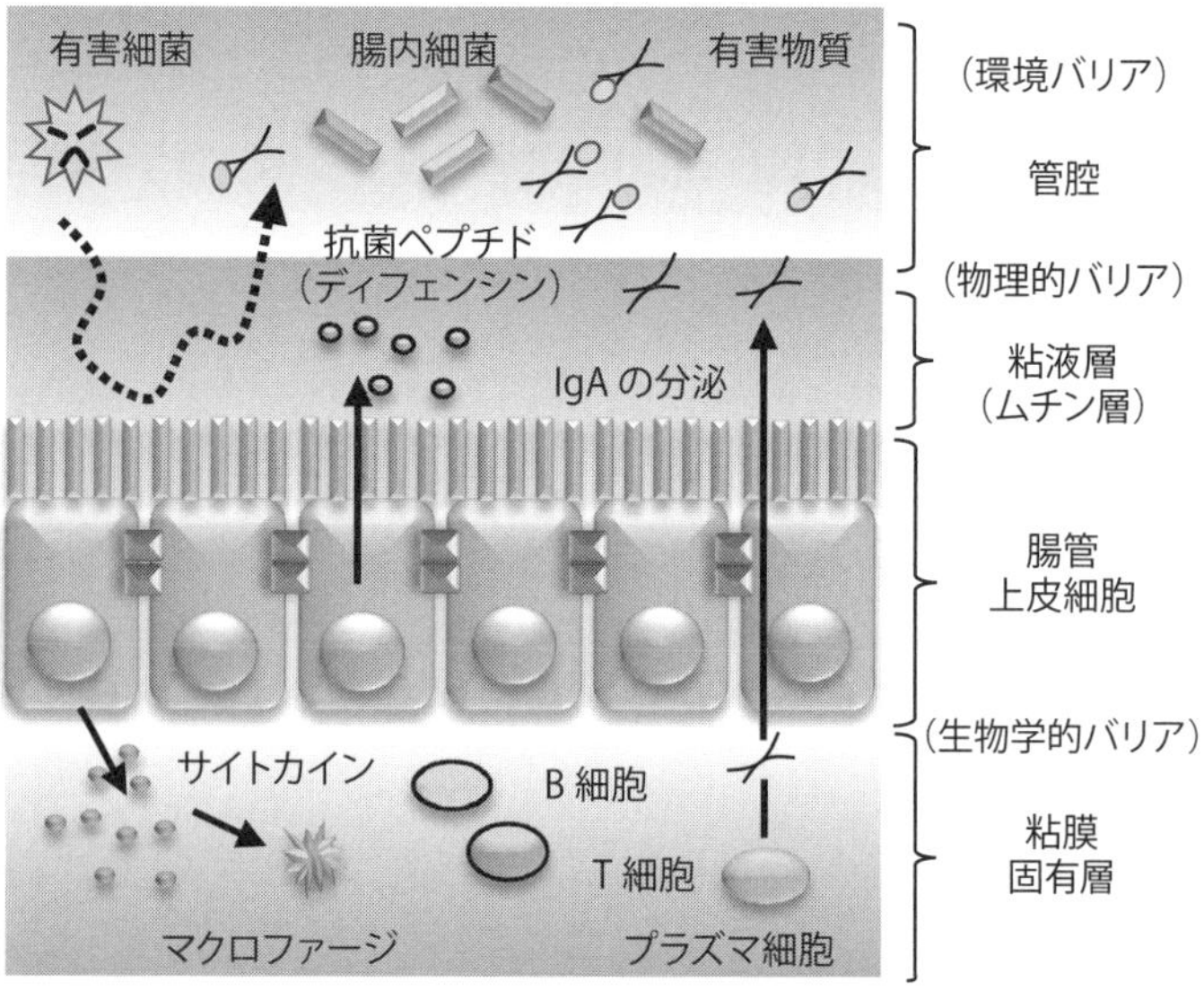

図１　腸管バリア機能

ドなどによる生物学的バリアの3つのバリアシステムからなります（**図1**）。なぜこのようなバリア機能が必要かというと、腸を含めた消化管は、体内でありながら、外界と接しており、バリア機能がないと、病原菌やウィルス、アレルゲン有害物質などの外的な物質が簡単に消化管や、体内に入って悪さをしてしまうからです。

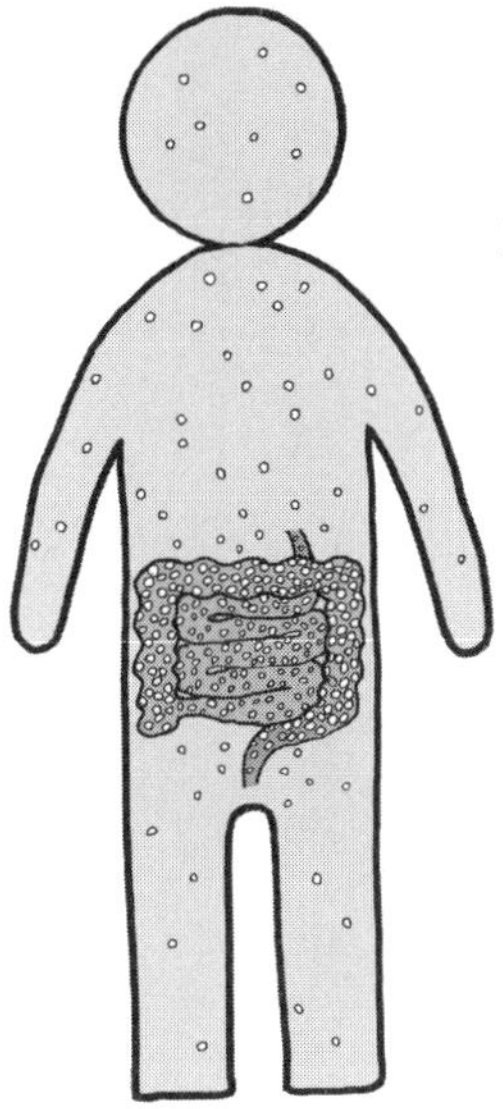

体の免疫細胞の7割は腸に集まっていると言われていますが、バリア機能が正常に機能していれば、病原菌やウィルスなどに対する腸の免疫力は非常に高いと言えます。

（2）腸と脳の関係〔脳腸相関（脳腸軸）〕

テストや発表会、新学期初日の朝など、不安や心理的なストレスを感じる状況で腹痛や下痢などの体の不調を経

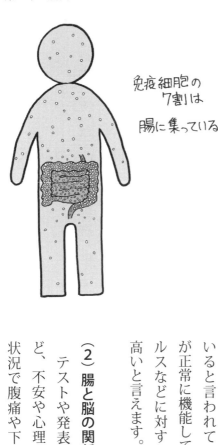

験したことはありませんか。

これは、ストレスを感じた脳が、腸に信号を送ることによって腸の正常な機能を妨げ、腹痛や下痢になってしまっているためです。

一方で、腸の調子が悪くなると、腸は脳に信号を送り、脳の状態を悪化させます。このように、腸と脳は互いに連絡を取り合い、影響し合っています。

このことを「脳腸相関（gut-brain interaction）」、「脳腸軸（brain-gut axis）」と言います（**図2**）。さらに最近では、腸内細菌由来の成分も脳に影響することがわかってきたため、「腸内細菌」を追加した「脳 - 腸 - 腸内細菌相関」という言葉も使われるようになってきました。

脳腸相関、脳 - 腸 - 腸内細菌相関は、腸のトラブル、満腹感や不安感などの心理的な状態に影響を及ぼし、過敏性腸症候群や認知症、うつ、摂食障害などの病気にも関係しています。

脳と腸が連絡を取り合うための信号は、神経系（中枢神経や迷走神経など）や内分泌系（ホルモンなど）、免疫系（炎症性サイトカインなど）が担っており、腸内細菌が作る短鎖脂肪酸や神経伝達物質のγアミノ酪酸（ＧＡＢＡ）なども信号の働きをします。

例えば、過敏性腸症候群の場合には腸内の短鎖脂肪酸の産生量を増加させることが病態

脳＝腸＝腸内細菌　相関

腸内細菌の影響を強く受けていると言われている神経性疾患

- 過敏性腸症候群
- 認知症
- うつ
- 摂食障害

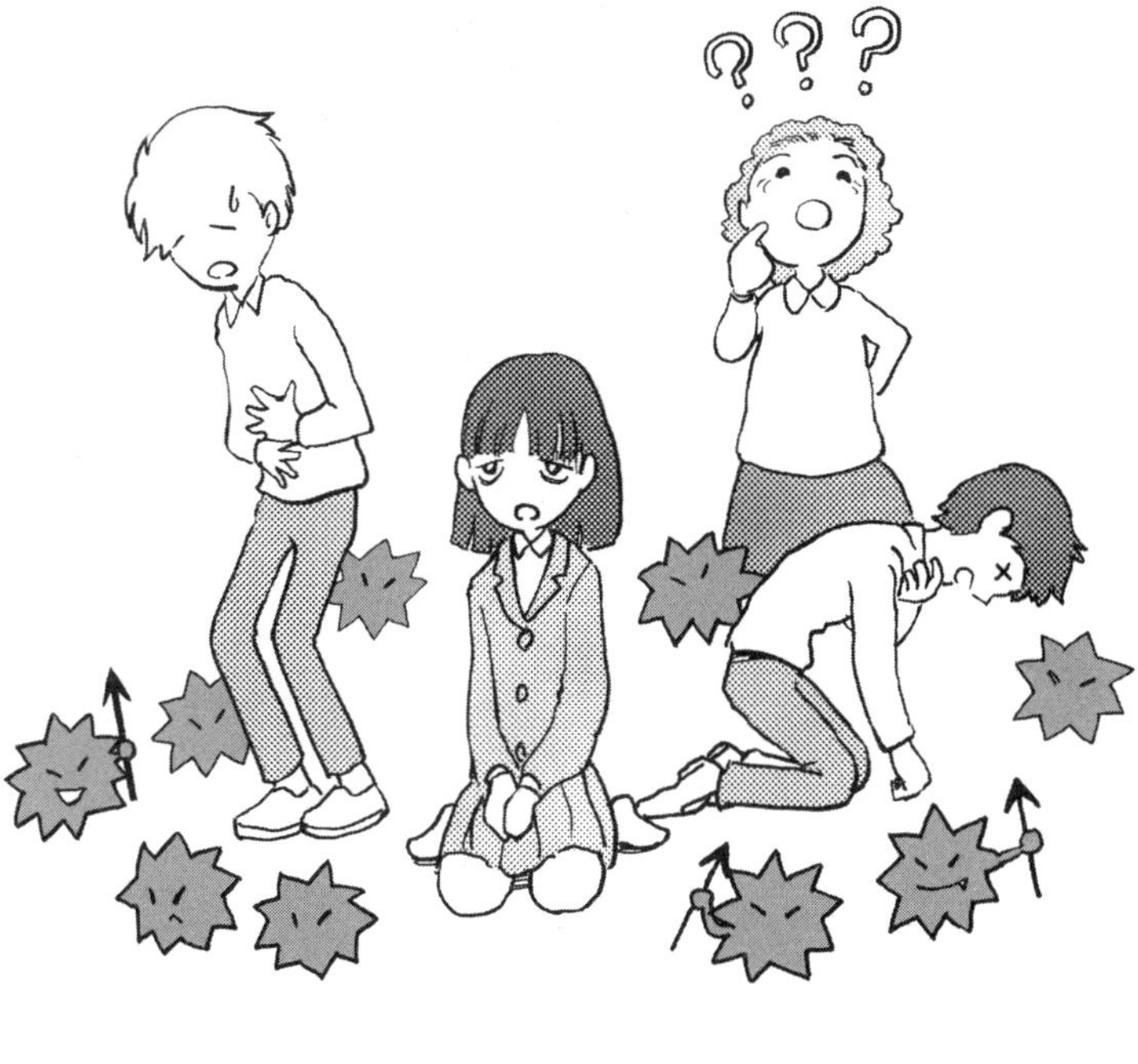

改善に有効であることが分かっています。また、自閉症や行動異常の子どもに対しては腸内環境の改善によって、リラックス効果を持つＧＡＢＡ産生量を増やすといった治療も行われています。

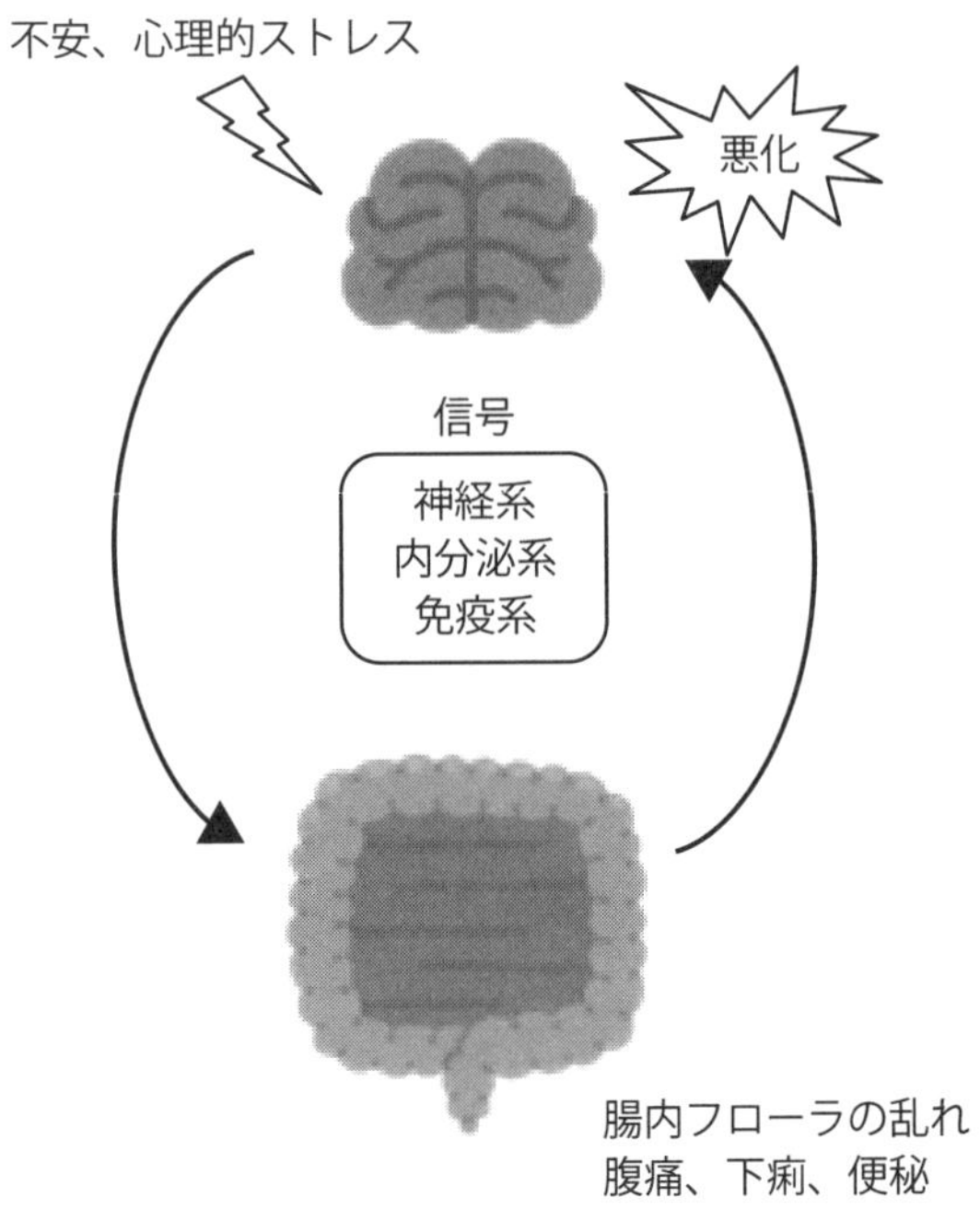

図２　脳腸相関の一例

(3) 腸内フローラとは

腸の中には、約１０００兆個もの細菌が棲みついており、腸の中は細菌でびっしりと埋め尽くされています。それはまるでお花畑のように見えることから、腸内フローラと呼ばれています。

これらの腸内細菌は小腸や

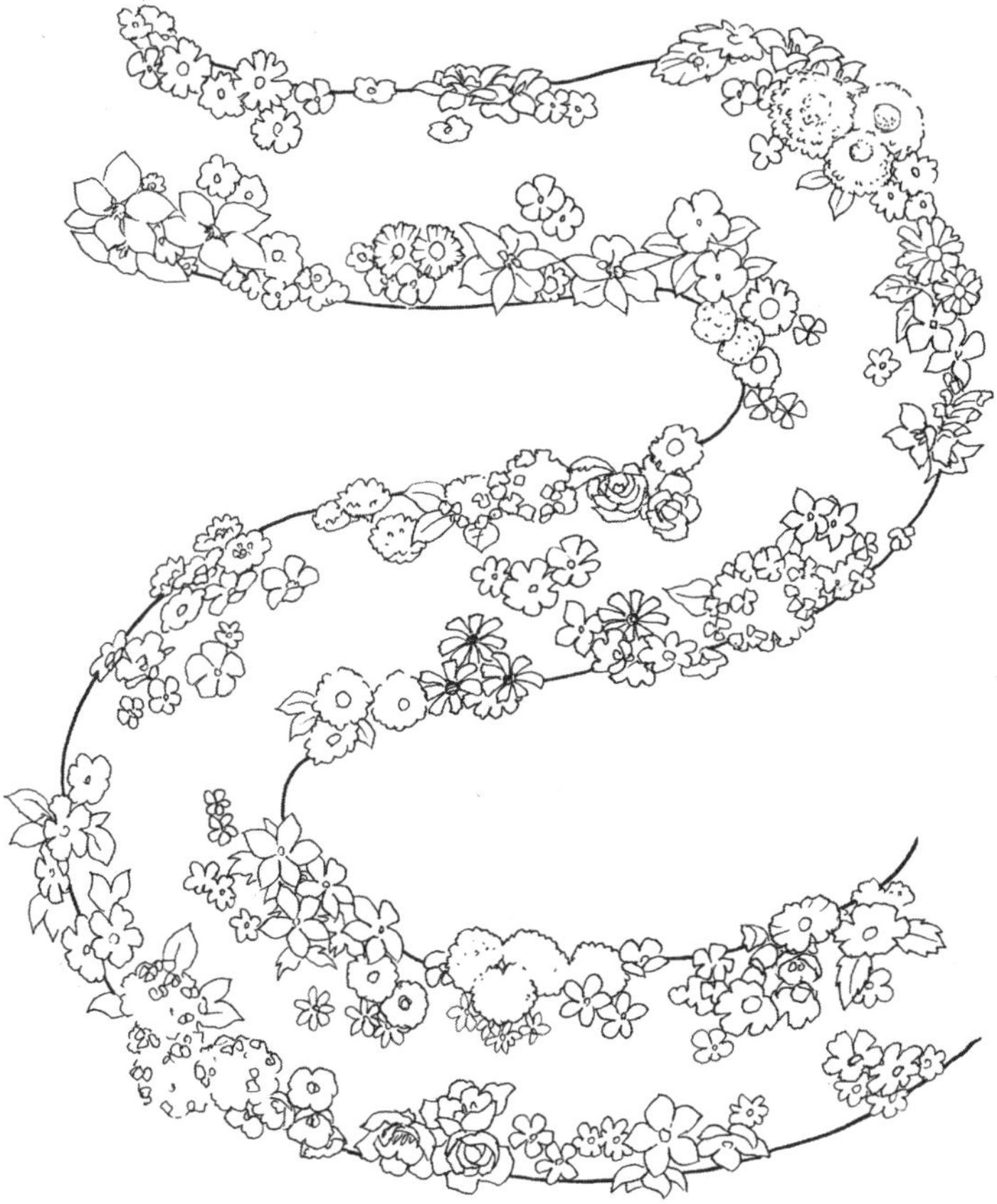

1000兆個の腸内細菌

大腸、特に酸素が少ない大腸に多く存在しており、その重量は1kg以上にもなります。

腸内細菌の種類は、1000種以上ありますが、大きく分けて善玉菌、悪玉菌、日和見菌の三つに分類されています。

この分類は宿主である私たちの目線に立った分類であり、人の健康に良いものを善玉菌、健康に悪いものを悪玉菌、どちらでもないが強い方の味方になり、腸内フローラのバランスが崩れ悪玉菌支配になった時に問題を起こすものを日和見菌と呼んでいます。

なお、善玉菌：日和見菌：悪玉菌の割合が20：70：10であると、腸内フローラは理想的なバランスであると言われています。

［善玉菌］

善玉菌とは、宿主であるヒトの健康に良い働きをする細菌のことで、ビフィズス菌や乳酸菌、酪酸菌、アッカーマンシア菌などがあります。これらの細菌は、腸内で炭水化物をエサとして短鎖脂肪酸を作ることによって腸内のｐＨを低くして悪玉菌が増えにくい腸内環境を作ったり、直接的または間接的に腸管細胞に作用して免疫を増強したりします。

［悪玉菌］

悪玉菌は、ヒトの健康に悪い働きをする細菌で、ウェルシュ菌が有名です。

悪玉菌は、消化されずに大腸まで届いたタンパク質やペプチド、アミノ酸を有害な腐敗物質（アンモニア、インドール、フェノール、パラクレゾールなど）に変えます。これらの腐敗物質は、肌荒れや肌の老化、腎臓障害、生活習慣病、ガンなどに関係しているといわれています。

また、病原性大腸菌Ｏ１５７やディフィシル菌などの悪玉菌は病原性を持っています。

［日和見菌］

日和見菌は、腸内環境の状態によって健康に良い働きをしたり、悪い働きをする細菌でバクテロイデス菌、プレボテラ菌、連鎖球菌などがありますが、腸内フローラの中で最も多いため、腸内環境への影響は非常に大きいといえます。

バクテロイデス菌は、ヤセた人に多く見られることからヤセ菌と呼ばれています。また、

健康的な人の腸内細菌の割合

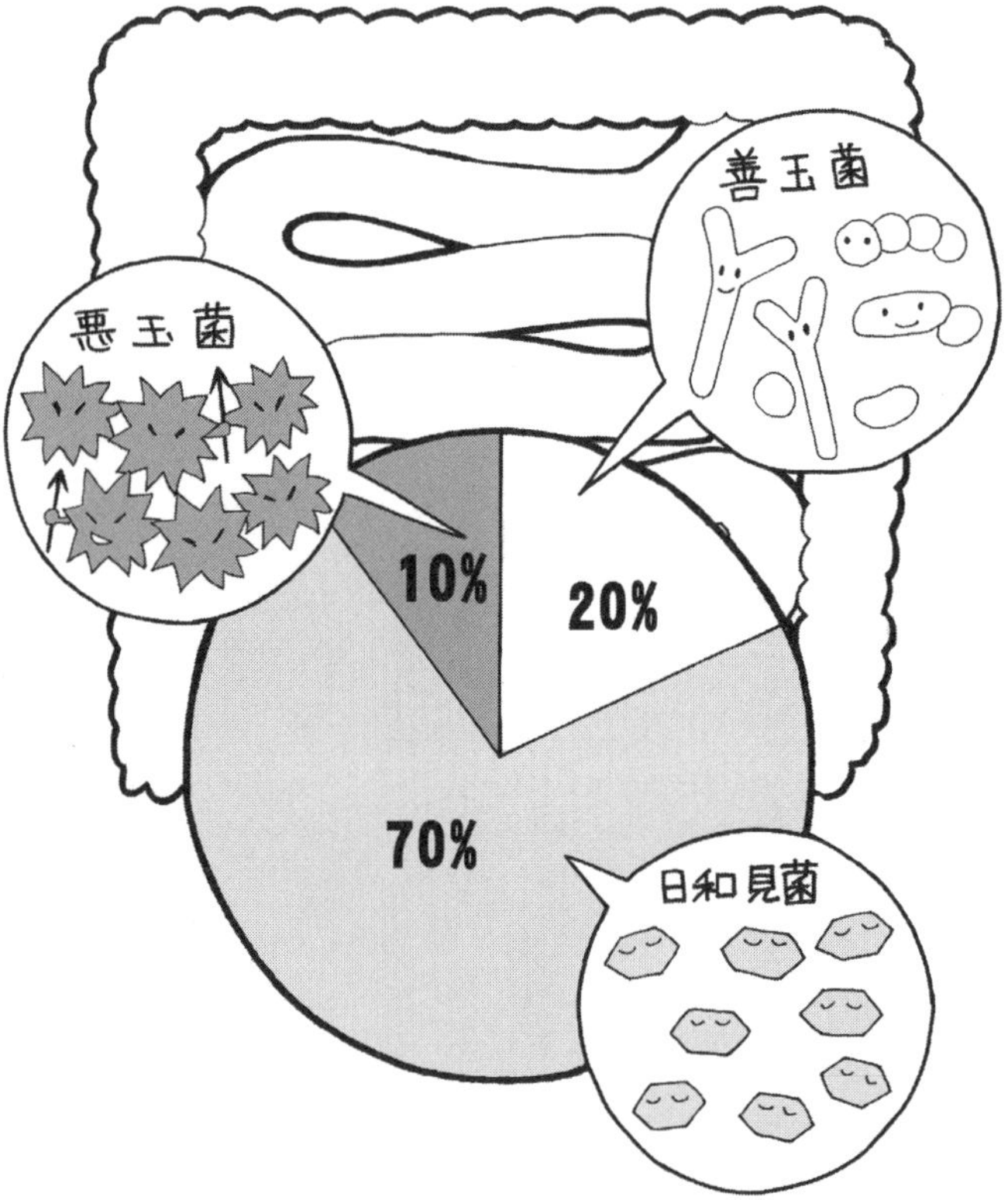

バクテロイデス菌は動脈硬化の進展を予防・改善することに関与することが発見されており、非常に注目されています。

（４）腸内フローラと人の共生

腸内フローラは人の健康に密接に関係していますが、人の活動も腸内フローラに大きな影響を与えます。

例えば、私たちがヨーグルトや食物繊維をたくさん食べると腸内フローラの善玉菌が増えますが、そうすると悪玉菌にとっては非常に住みにくい腸内環境になってしまい、次第に悪玉菌の割合が減っていきます。一方で、食生活が乱れたりすると、悪玉菌が増えてしまい、善玉菌の割合が減ってしまいます。

このように腸内フローラと宿主である私たちは、お互いに影響し合いながら生活しており、共生関係（どちらか片方がいないと生きていけない関係）にあります。

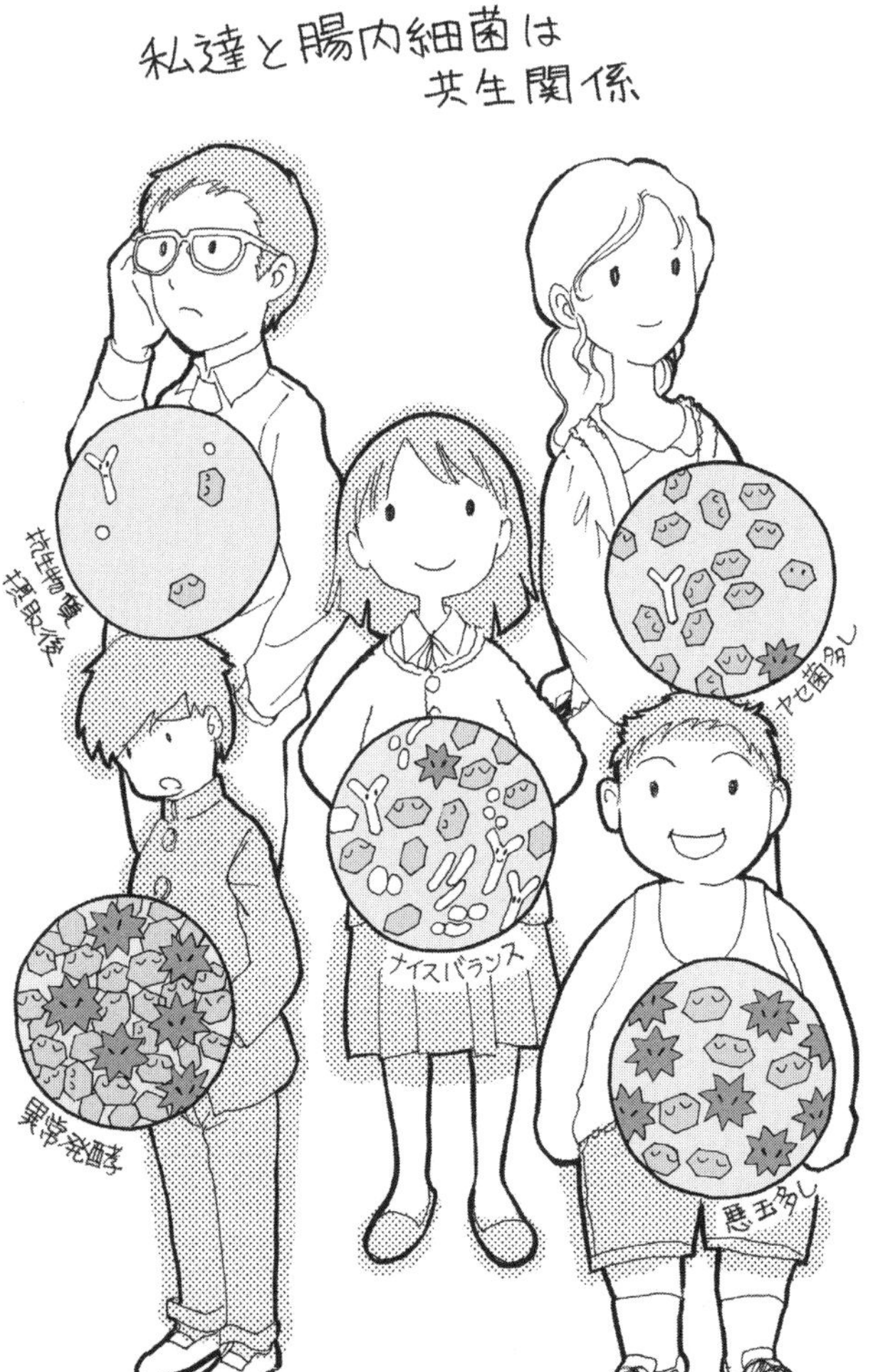
私達と腸内細菌は
共生関係
抗生物質
摂取後
ヤセ菌多し
ナイスバランス
異常発酵
悪玉多し

（5）腸内フローラと健康

腸内フローラの人の健康への影響については、後々詳しく述べていきますが、便秘や下痢、潰瘍性大腸炎など、消化管の病気だけではなく、肌荒れや、肥満、認知症、ガン、糖尿病などの全身疾患にも関係しています。

例えば、太っているマウスの腸内フローラを取り出して、ヤセたマウスに移植すると、そのマウスはみるみる太ってしまいます。この研究は、腸内フローラが肥満に大きく関係していることを明らかにし注目されました。

さらに、腸内フローラは、有害物質を代謝するだけではなく、腸内フローラが正常なバランスにある時は腸のバリア機能を強固にし、そのバランスが乱れた時には腸のバリア機能を破綻させてしまいます。そのため、腸内フローラを常に正常なバランスに保つことは腸のバリア機能にとても重要です。また、マウスから腸内細菌を取り除いた無菌マウスでは腸管免疫の重要な抗体である免疫グロブリンＡ（ＩｇＡ）産生細胞が少なくなってしまうことがわかっていますので、腸管免疫力においても腸内細菌は欠かせない働きをしていると言えます。

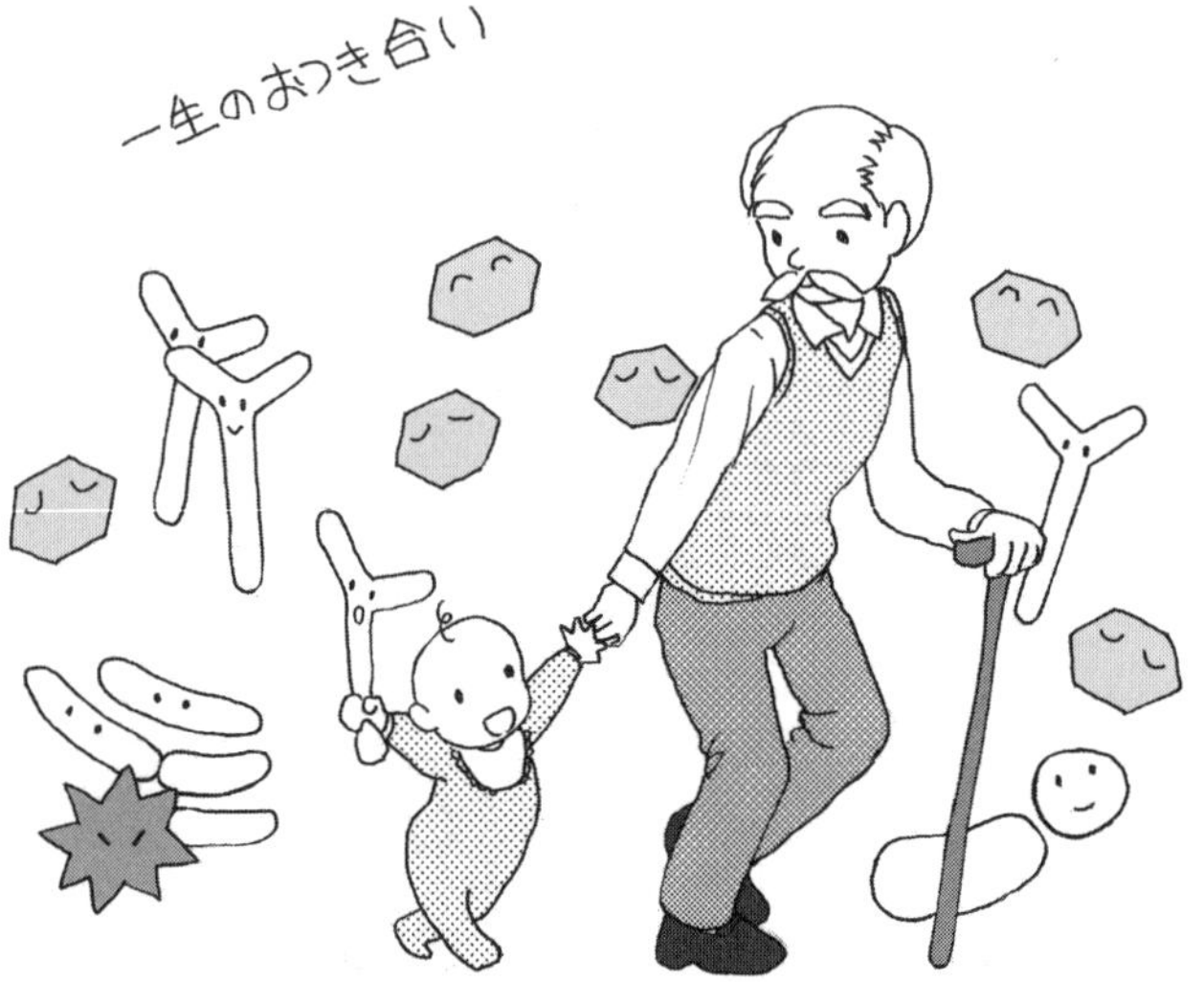

このように腸内細菌やその集団である腸内フローラは人の健康にとって、良い方にも悪い方にも作用するので、健康で長生きするためには、私たちは腸内細菌とうまく付き合っていくことが重要です。

2　腸内フローラのバランスが崩れる要因

腸内細菌のバランスは様々な要因によって変わっていきます。

みなさんも食物繊維が豊富に含まれる野菜や果物をたくさん食べると便通がよくなったり、お肉をたくさん食べると便が臭くなったりした経験はありませんか。

食物繊維を食べて、善玉菌が増えると、腸内環境は酸性に傾くため、より善玉菌が増えやすく、悪玉菌が増えにくくなります。しかし、食物繊維を摂らず、お肉を過剰に食べて悪玉菌が元気になると、腸内環境はアルカリ性に傾き、善玉菌は増えにくくなります。

日和見菌は腸内フローラのどちらか優勢なほうに傾くとされていますので、腸内環境のバランスが善玉菌優位になっていることは、とても大切です。

しかし、そのバランスは様々な要因によって変わっていきます。

腸内フローラのバランスが崩れてしまう、つまり、悪玉菌が多くなってしまう原因については、加齢や食事成分であるタンパクや脂肪分の過剰摂取、細菌感染症などで処方される抗生物質、精神的なストレスなどが挙げられます。

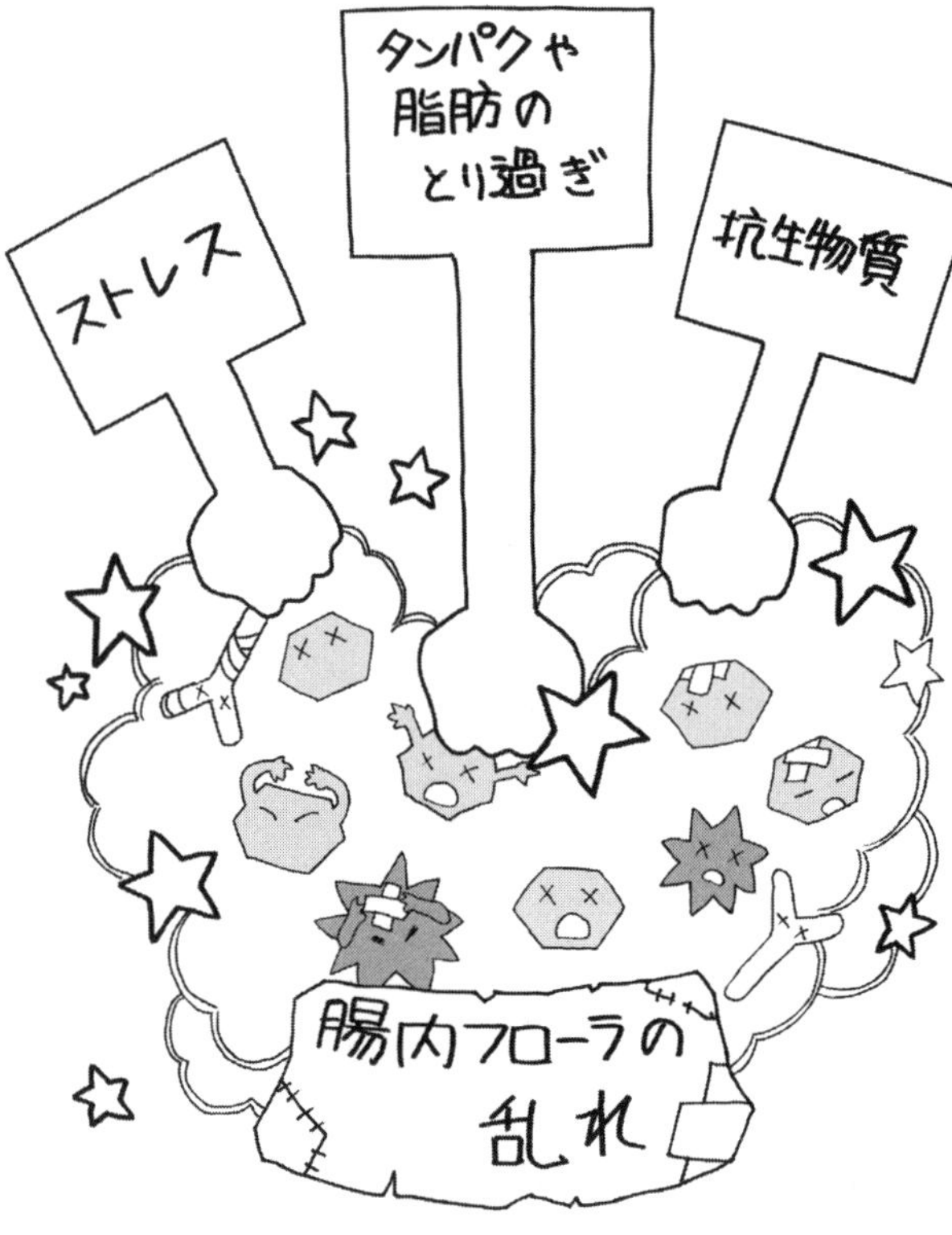

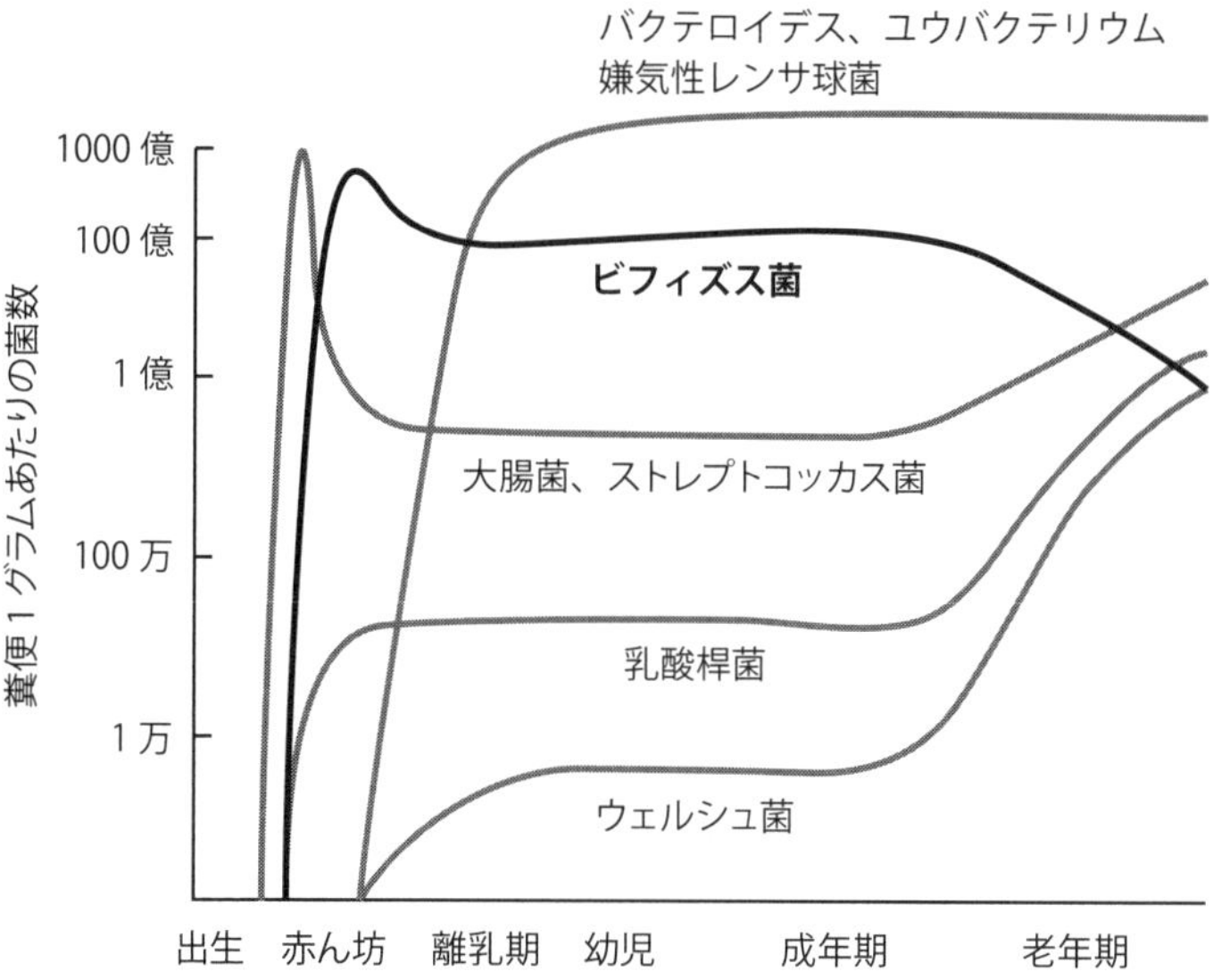

図３　年齢と腸内フローラの関係
光岡, 腸内細菌学会誌, 16, (2002), 1-10 より改変

（１）加齢

腸内フローラは、加齢に伴って変化することが昔からよく知られています（**図３**）。赤ちゃんの腸内は、お母さんから受け継いだビフィズス菌が母乳に含まれているヒトミルクオリゴ糖と呼ばれる特別なオリゴ糖によって増殖しやすくなっているため、善玉菌が非常に多い傾向にあります。

しかし、離乳期を過ぎると母乳に含まれるオリゴ糖が摂取できなくなるだけでなく、様々な食物に含まれる栄養分や細菌が消化管を通過するため、悪玉菌が優勢になっていきます。

特に増えるのは悪玉菌の代表であるウェルシュ菌で、これは中高年から老年にかけて大きく増えていきます。

その一方で、善玉菌の代表であるビフィズス菌は減っていきます。

成年期以降の加齢による腸内フローラの変化は、加齢に伴う腸内の酸性度の低下が大きいからだと考えられています。

若い時には胃液と十二指腸での腸液の分泌が盛んになっていますが、加齢に伴って徐々に分泌量が減っていきます。胃液は強酸性で、分泌量が多いと胃と腸の中は酸性に保たれています。

善玉菌は酸性の環境に強く、悪玉菌は酸性では活動が弱まっていきますが、腸液は小腸下部では薄まっていくため、悪玉菌が増えやすくなります。

歳をとると、胃液や腸液、消化酵素の分泌量が下がり、腸内がアルカリ性になりやすく、タンパクは小腸で分解されにくくなり、大腸で悪玉菌のエサになって、その結果、悪玉菌を増やします。悪玉菌が優勢になると善玉菌は劣勢になり、ビフィズス菌などは減少していきます。

　また、腸管に分泌される抗体で、悪玉菌などを排除する役割を持つ免疫グロブリンA抗体（IgA）は老化に伴って変異してしまい、その変異によって、IgAは悪玉菌を減らせなくなります。このことが、老齢の人の悪玉菌が増えやすい原因とする研究報告もあります。

(2) タンパク質の過剰摂取

タンパク質は、消化管にある消化酵素によってペプチドやアミノ酸に分解されて体内に吸収、筋肉や肌のコラーゲンの原料となるのですが、分解されなかったタンパク質は悪玉菌のエサになり、アンモニアやインドール、フェノール、パラクレゾールといった毒性の腐敗物質に変換されます。

　これらの腐敗産物はアルカリ性寄りの腸内環境を作るため、悪玉菌はより増えやすくなってしまいます。

　タンパク質を摂取することは健康な体をつくるために非常に大事ですが、その摂取法を間違えれば、体臭や肌荒れ、腎臓や肝臓の健康に問題が生じます。

タンパク質の摂取量が最近増えた人で、体臭や便が臭くなったり、お肌が荒れがちになったり、健康診断で腎臓の機能に関係するマーカーに異常が見られた人は要注意です。

(3) 脂肪分の過剰摂取

脂肪分の多い西洋食などを大量に摂取すると、一定量が大腸まで到達し、善玉菌を減らし、悪玉菌を増やします。これは悪玉菌が脂肪分をエサにしやすいためです。それに加え、2005年にジェフリー・ゴードン博士らによって脂肪の過剰摂取によって、増える細菌(ファーミキューテス菌)と減る細菌(バクテロイデス菌)がいることが発見され、肥満と腸内細菌は密接に関係していることがわかってきています。

さらに、脂肪分をたくさん摂取すると、それを分解・吸収させるために胆汁酸が大量に分泌されます。悪玉菌が優位な腸内フローラの場合にはその胆汁酸から発がん性を持つ二次胆汁酸が作られてしまいます。

なお、脂肪分は種々の脂肪酸によって構成されており、DHAやEPAなどの多価不飽和脂肪酸は健康に良い影響を与え、その一方で、飽和脂肪酸の過剰摂取やトランス脂肪酸は健康を害することが知られています。

また、脂肪酸の違いは腸内フローラに与える影響も異なっており、魚油を食べた場合と比べてラードを食べると善玉菌が少なくなることがわかっています。

（４）喫煙やアルコール

タバコの煙や過度のアルコール摂取が健康に悪いことは、みなさんご存知の通りですが、腸内フローラにとっても好ましくない影響を与えてしまいます。

タバコの煙を吸い続けると、ビフィズス菌や腸内の短鎖脂肪酸（酢酸、プロピオン酸、酪酸など）が減って腸内のpHが高くなり、悪玉菌に優位な環境になってしまうことが報告されています。

アルコール依存症の人は、バクテロイデス菌やルミノコッカス菌、ビフィズス菌が少なく、ストレプトコッカス菌が多いことが報告されています。また、アルコールを大量に摂取すると、腸内で活性酸素が蓄積し、ビフィズス菌に作用して、健康に好ましい短鎖脂肪酸の生成量を減らすといった悪影響を与えることも明らかにされています。

（5）抗生物質（医薬品）

細菌に対する感染症を患った場合は、抗生物質を服用することになります。抗生物質は感染症治療において非常に重要な薬なのですが、当然ながら病原性細菌とともに、多くの腸内細菌を殺してしまいます。

そのため、抗生物質を摂取した後、しばらくは腸内フローラが不安定な状態になりがちですので、悪玉菌が増えてしまわないように善玉菌のプロバイオティクスや善玉菌のエサであるプレバイオティクスを摂取することをおすすめします。

（6）精神的なストレス

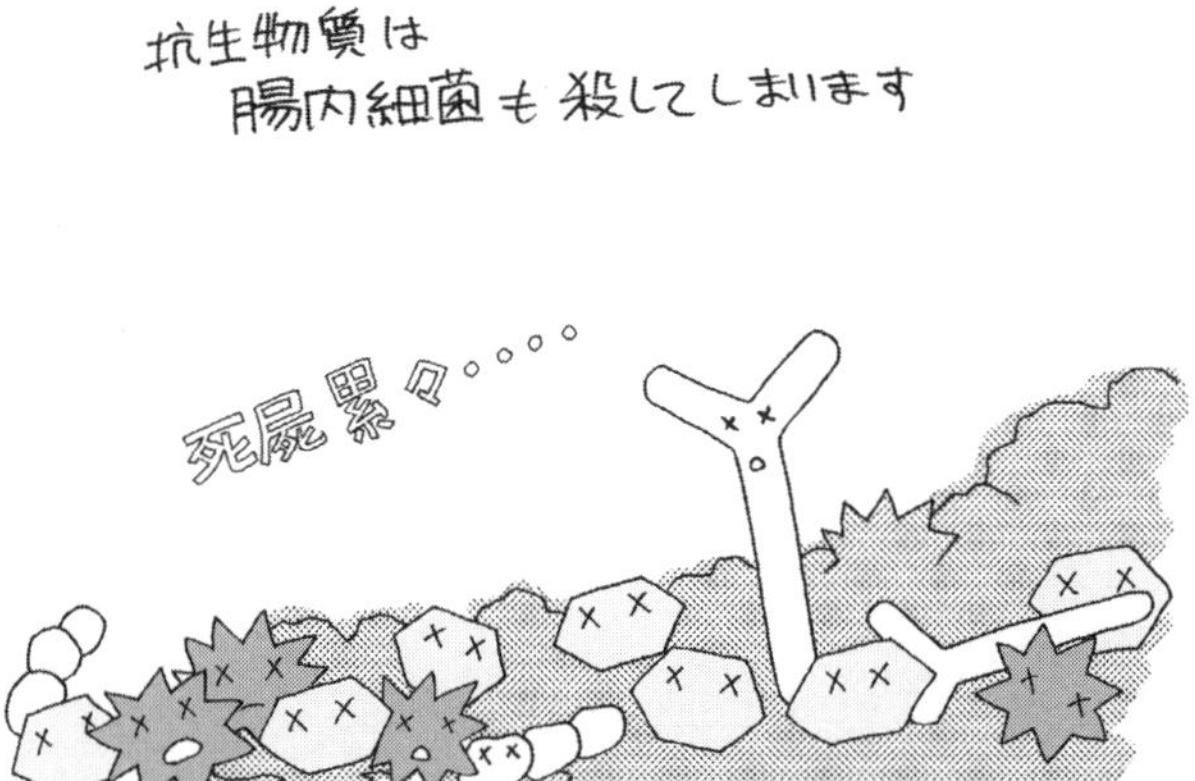
抗生物質は
腸内細菌も殺してしまいます
死屍累々。。。。

自律神経は、自動車でいうとアクセルの働きをする交感神経とブレーキの働きをする副交感神経から成り立っていて、それらは天秤のようにバランスをとっています。

副交感神経は胃液の分泌を促進する作用を持ちますが、興奮したり、緊張したりすると交感神経が優位になり、胃液の分泌量が減ります。そして、それが結果的に善玉菌を減らし、悪玉菌を増やすことにもつながります。

また、副交感神経は腸の蠕動運動を活発にする働きがありますので、交感神経が優位になると蠕動運動が低下して腸内の腐敗が進むようになってしまいます。

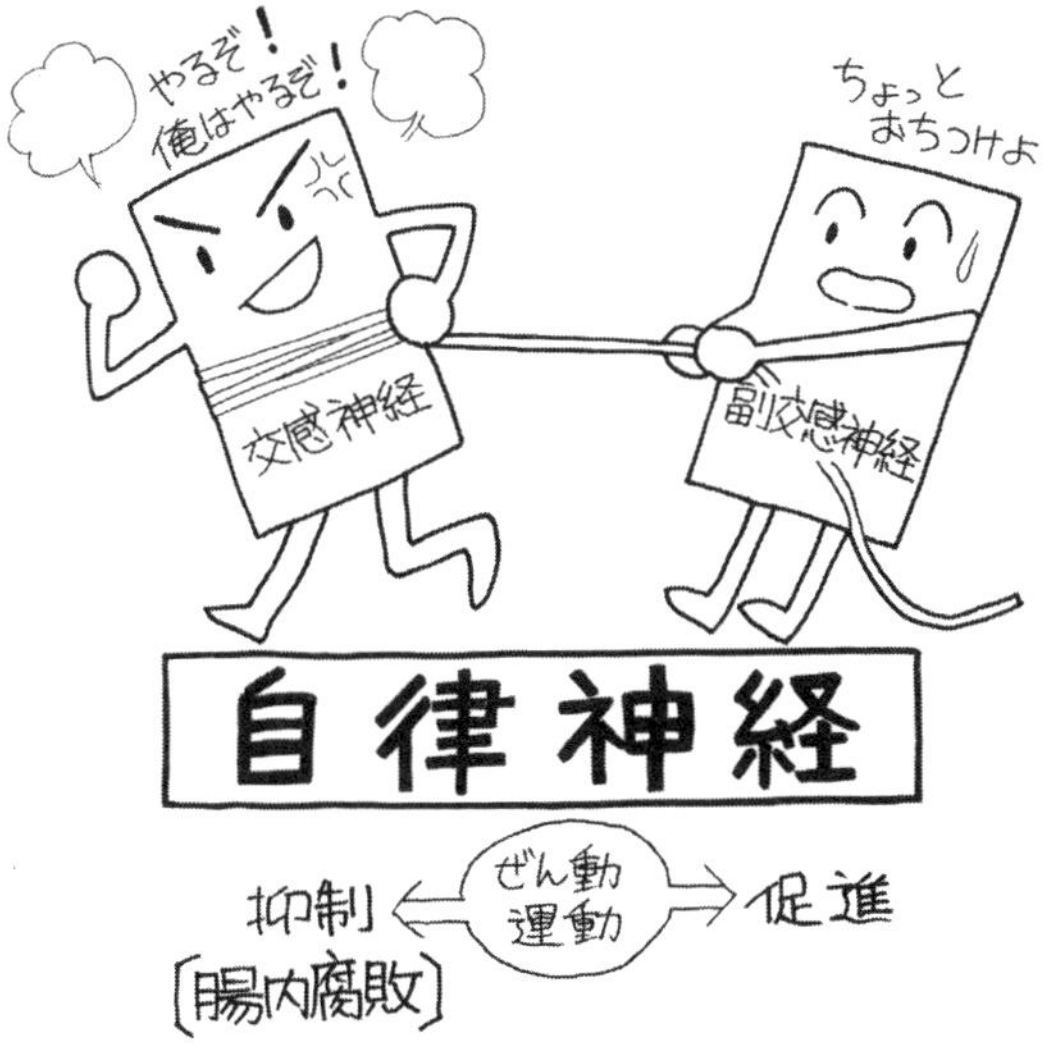

3　腸内フローラの乱れを確認する方法

腸内フローラの状態を知りたい時、腸内フローラを腸から取り出して直接確認することはできませんが、便の性状を確認することで、おおよその腸内環境がわかります。

さらに、最近では、便や尿を用いた検査キットを利用することによって腸内フローラの状態をチェックすることもできます。

(1)　便の性状

便の性状を見ること＝これが最も簡便で確実な方法です。便を出された時にチラっと見ることで確認できます。

善玉菌が多い人は腸内での発酵が進み、腸内環境とともに便が酸性寄りになるため、便の色は黄色くなり、臭いも弱くなります。また、便の量も増え、軟らかい性状になります。それに対して悪玉菌は腸内での腐敗を進め、アンモニアや硫化水素、スカトール、インドー

	善玉菌優位	悪玉菌優位
便の色	黄色に近い	黒に近い
硬さ	柔らかい	硬い
臭い	弱い	強い（クサい）

ルといった有害物質を多く作り出すため、腸内環境とともに便はアルカリ性寄りになります。

そうすると、便の色は黒くなり、臭いは強くなります。さらに、便の量も少なく、硬くなります。

また、悪玉菌が多いと便秘や下痢を起こしやすくなります。

(2) 検査キットの利用

最近では、一般の人も簡単に利用できる検査キットが、インターネットなどで販売されています。例えば、便を少量、専用の容器に入れて検査会社に郵送するだけで、腸内フローラのバランスはもちろん、検査会社によっては、腸内フローラの年齢や太りやすさなどもわかります。２０２２年現在、２社（マイキンソー、キンログ）がそれらのサービスを提供していますので、気になる人はチェックされてはいかがでしょうか。

また、尿で腸内環境をチェックできる検査キットも存在しています。これも便と同様、尿を専用の容器に入れて検査会社に郵送することで、腸内フローラの状態をチェックすることができます。

ただ、こちらは便のように腸内フローラを直接分析するのではなく、腸内で悪玉菌が産生した腐敗産物であるインドールが体内でインドキシル硫酸に代謝され、それが尿に出てくるため、その値を測定することで腸内環境の状態を確認します。

つまり、インドキシル硫酸が多いほど腸内フローラが乱れていると言えます。

こちらは腸内環境検査という名前でネット販売されており、便の検査キットと比べ、得られる情報は少ないですが安価なので、より試しやすいでしょう。

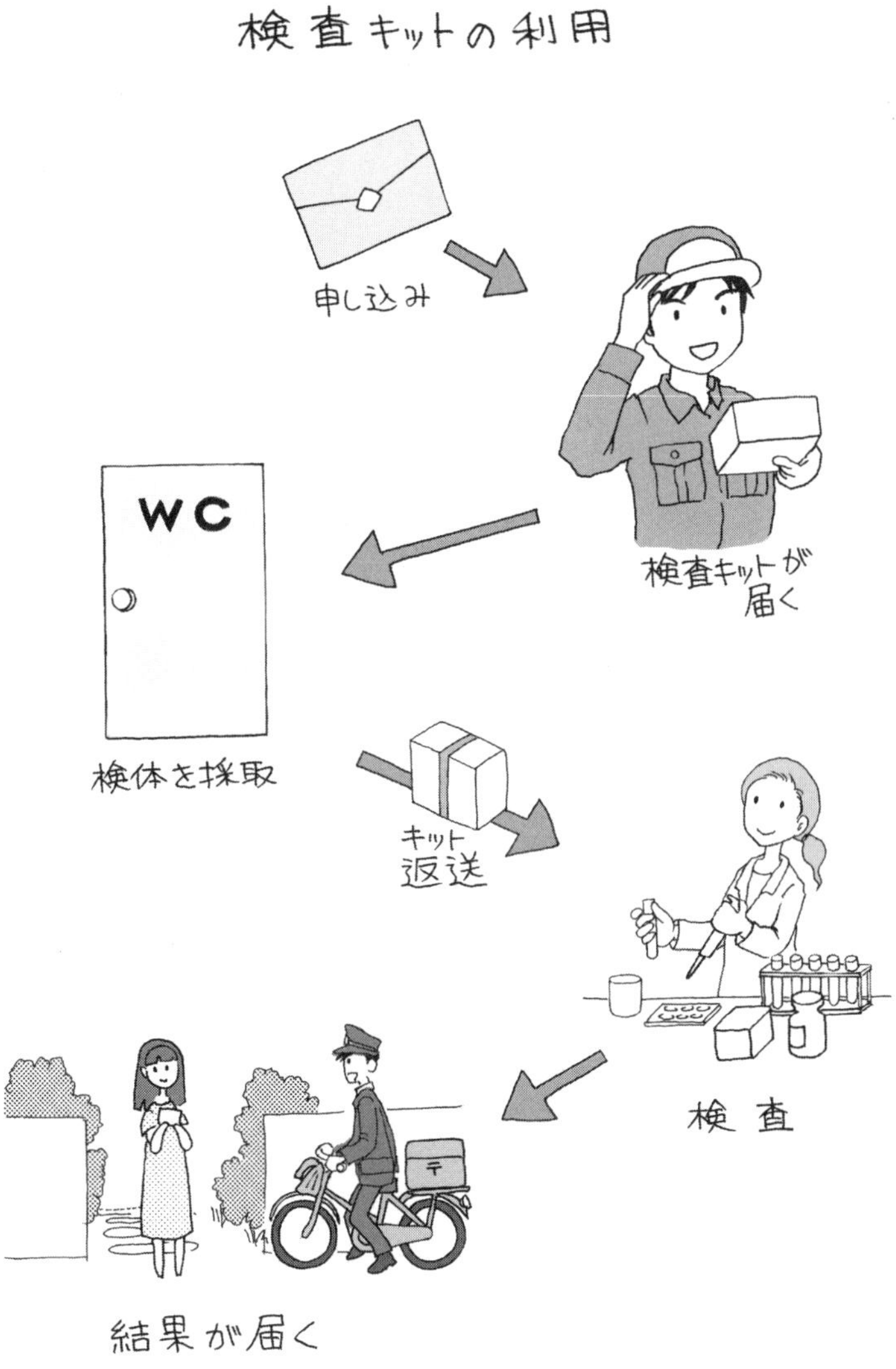
検査キットの利用
申し込み
検査キットが
届く
WC
検体を採取
キット
返送
検査
結果が届く

第2章　腸内フローラによって作り出される様々な成分の健康への影響

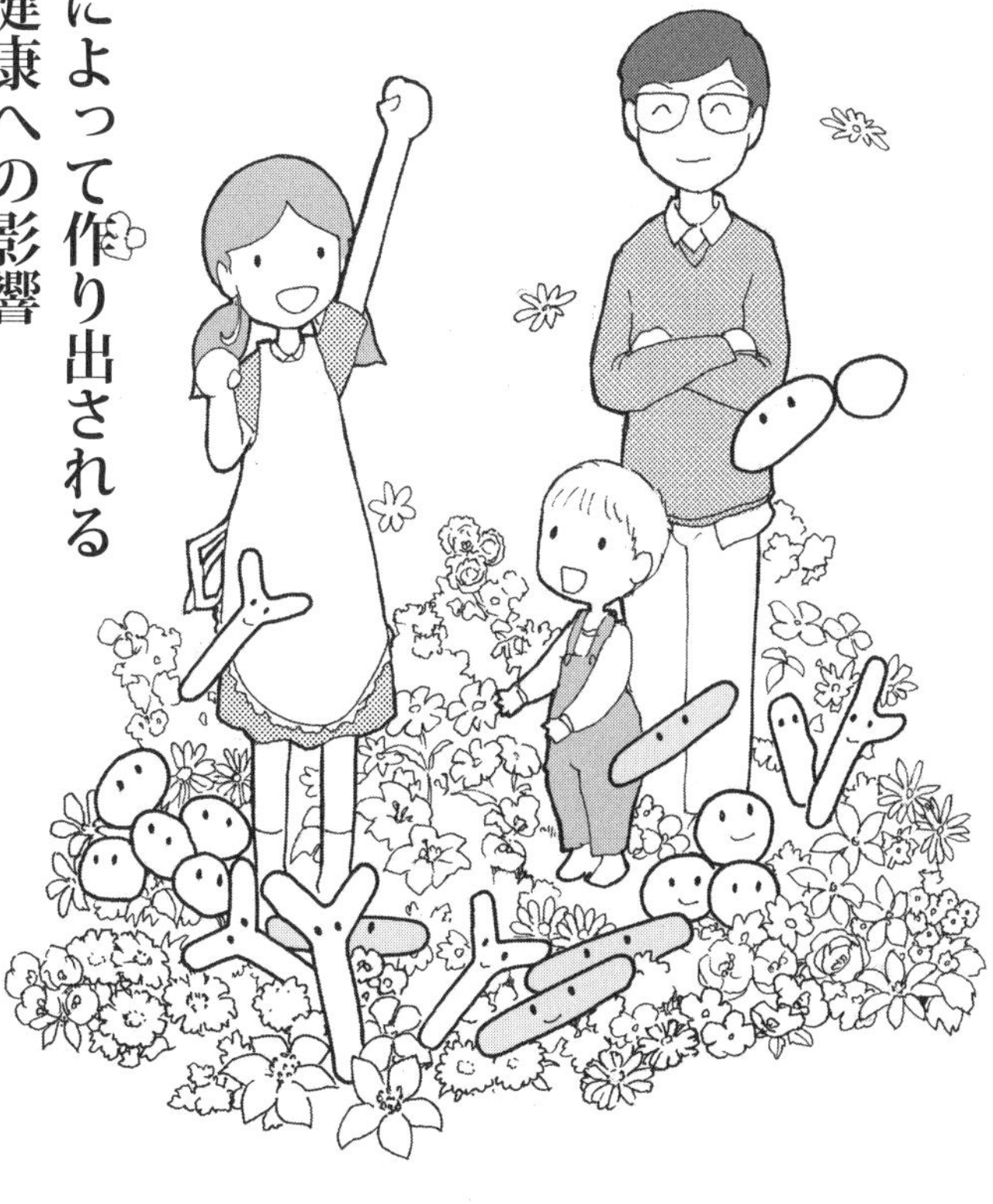

腸内フローラによって作り出される代謝物や細菌由来の成分には健康に良い成分、悪い成分があります。この章ではそれらの成分について簡単に説明します。

腸内フローラによって作り出される様々な成分の健康への影響

腸内細菌は、腸の中でそれぞれの生活を営んでおり、栄養源を取り入れて、自身のエネルギー源にしたり、毒性成分を弱毒化したりと様々な活動を行っています。その活動を通して、腸内細菌は様々な代謝物を腸内に放出します。

また、細菌が生命活動を終えると、菌体の構造が崩壊し、菌由来の成分が腸内に出てきます。

図4は、腸内細菌が作り出す代謝物や細菌由来成分についてまとめたものです。

これらの代謝物や細菌成分は、宿主である私たちの健康にとって良いものであったり悪いものであったりします。そして、健康に悪い成分の中には病原性を持つものもあります。

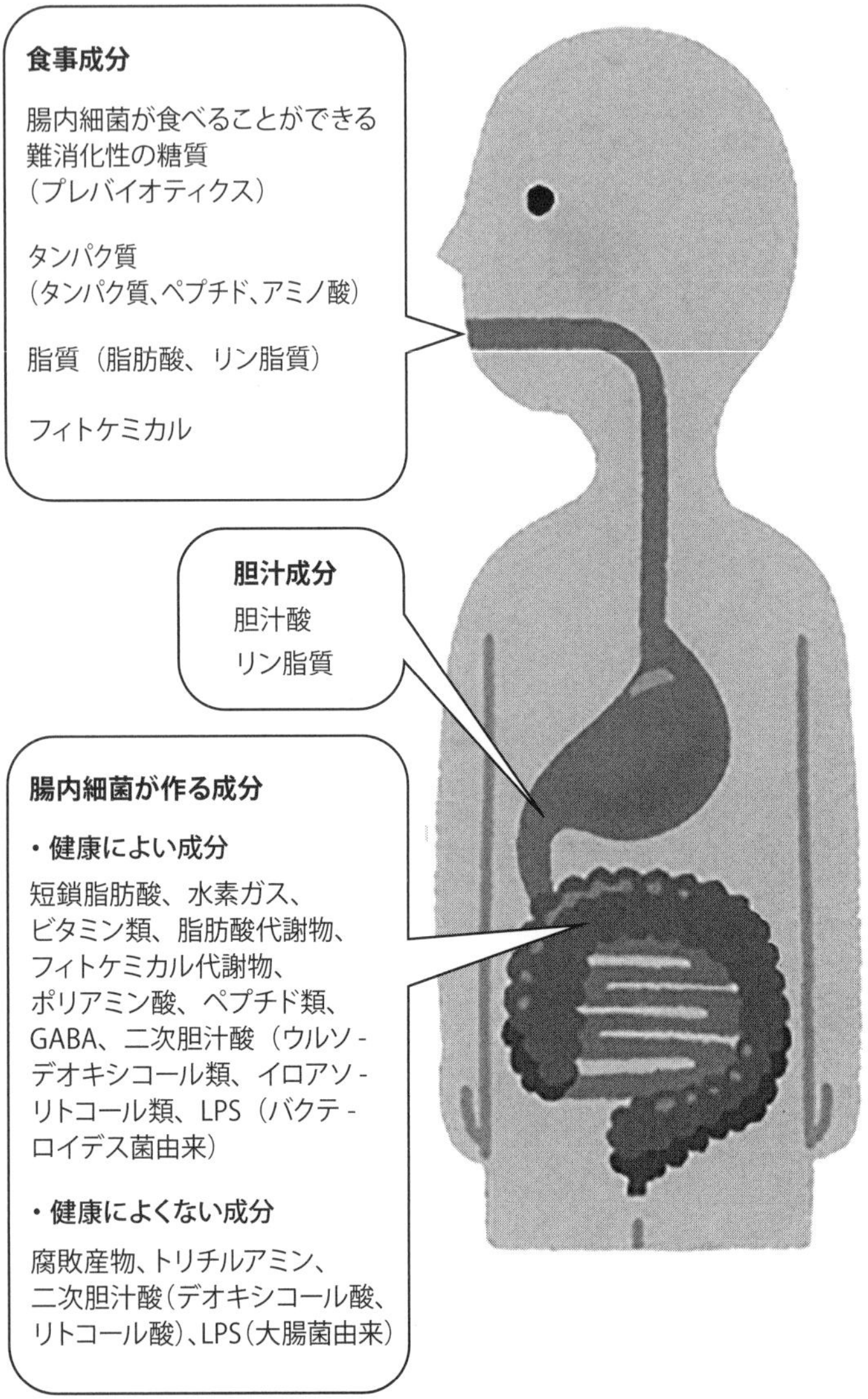
食事成分
腸内細菌が食べることができる
難消化性の糖質
（プレバイオティクス）
タンパク質
（タンパク質、ペプチド、アミノ酸）
脂質（脂肪酸、リン脂質）
フィトケミカル
胆汁成分
胆汁酸
リン脂質
腸内細菌が作る成分
・健康によい成分
短鎖脂肪酸、水素ガス、
ビタミン類、脂肪酸代謝物、
フィトケミカル代謝物、
ポリアミン酸、ペプチド類、
GABA、二次胆汁酸（ウルソ-
デオキシコール類、イロアソ-
リトコール類、LPS（バクテ-
ロイデス菌由来）
・健康によくない成分
腐敗産物、トリチルアミン、
二次胆汁酸（デオキシコール酸、
リトコール酸）、LPS（大腸菌由来）

図４　腸内細菌が作り出す代謝物や細菌由来成分

1　腸内細菌が作る健康によい成分

善玉菌の健康への有益な作用は、菌が産生する成分に起因していることが多々あります。そして、善玉菌が作る健康に良い成分は、善玉菌やバクテロイデス菌が作るものに比較的多く見られます。

(1) 短鎖脂肪酸

短鎖脂肪酸はビフィズス菌、乳酸菌、酪酸菌、バクテロイデス菌などが、大腸に到達した糖質（腸

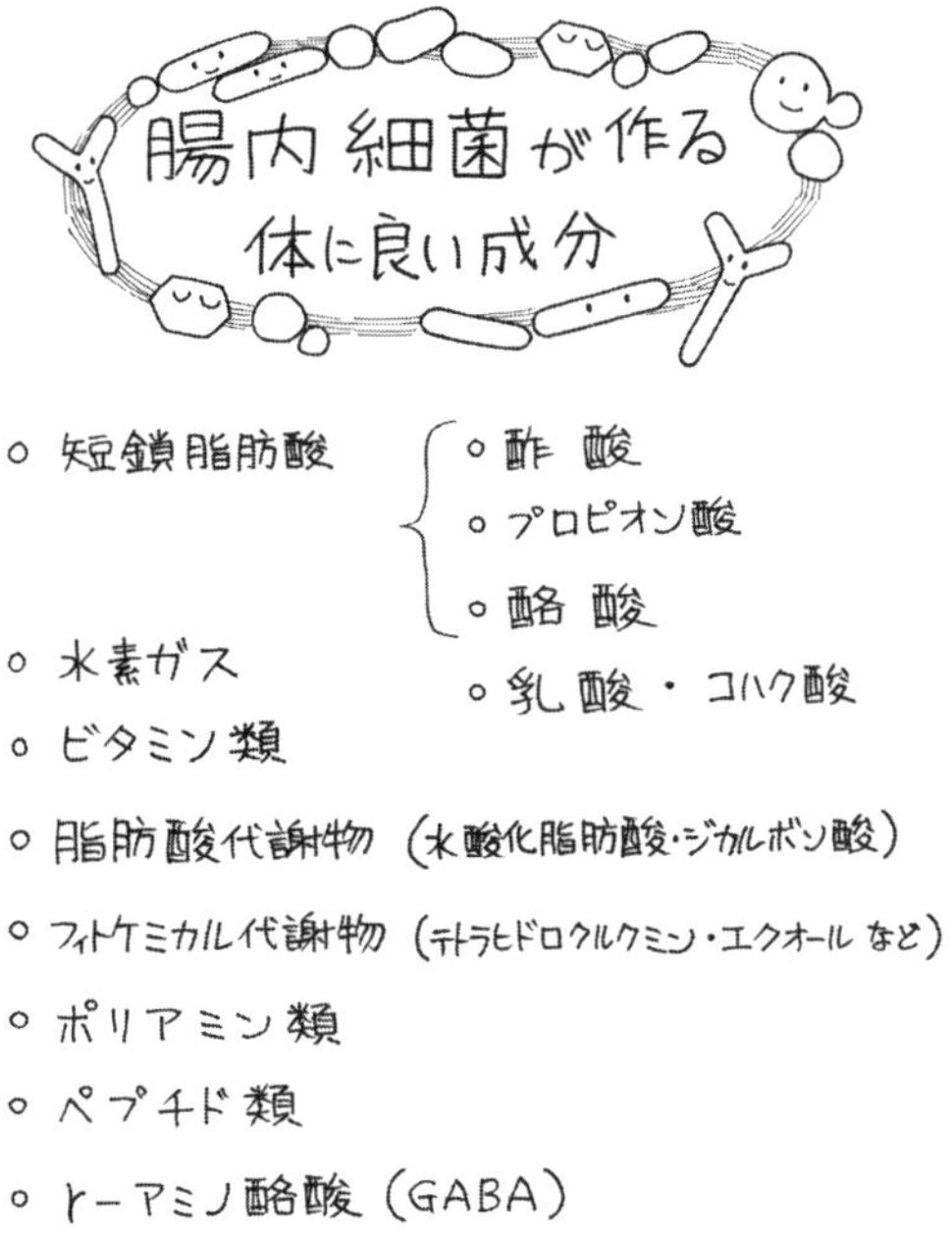

内細菌が食べることができるプレバイオティクス）を元に作る代謝物です。健康に有益な代謝物として、研究が進んでいます。

短鎖脂肪酸には、酢酸、プロピオン酸、酪酸などがありますが、いずれも腸内環境を酸性にして、善玉菌が増えやすく、悪玉菌が増えにくい環境を作る働きを持っています。

しかし、短鎖脂肪酸の働きはそれだけではなく、生活習慣病の予防、腸管バリア機能の強化、免疫機能の強化や調整、病原菌からの保護、認知症の予防、ミネラル吸収の促進など多種多様な作用を発揮します。

さらに、短鎖脂肪酸はその種類の違いによって、それぞれが特徴的な作用を持っています。

（2）酢酸

腸内では、ビフィズス菌やバクテロイデス菌などが酢酸を作っています。酢酸は病原性大腸菌の感染を防御する働きがあります。

さらに、酢酸は、腸管の免疫機能に重要な免疫グロブリンＡ（ＩｇＡ）が、病原性大腸菌に選択的に吸着する働きをサポートする作用を持っています。

なお、酢酸は、お酢の成分であり、多くの人が日々摂取していますが、酢酸は体内に吸収されやすく、摂取しても腸内には短時間しか留まらないため、これらの作用を期待するためには腸内細菌に酢酸を作ってもらう必要があります。

（３）プロピオン酸

プロピオン酸は、バクテロイデス菌などが主に作る短鎖脂肪酸ですが、体内に吸収された後にエネルギー源になります。

そのため、大腸でバクテロイデス菌が糖質を摂取し続けると、持続的にエネルギー源を補給することができ、アスリートの持久力向上につながります。実際、最近の研究により、バクテロイデス菌の一種である *Bacteroides uniformis* が、腸内でプロピオン酸を作ることによって運動持久力を向上させる働きを持つことが判明しています。

また、これも腸内におけるプロピオン酸産生に関する最近の研究ですが、エリートアス

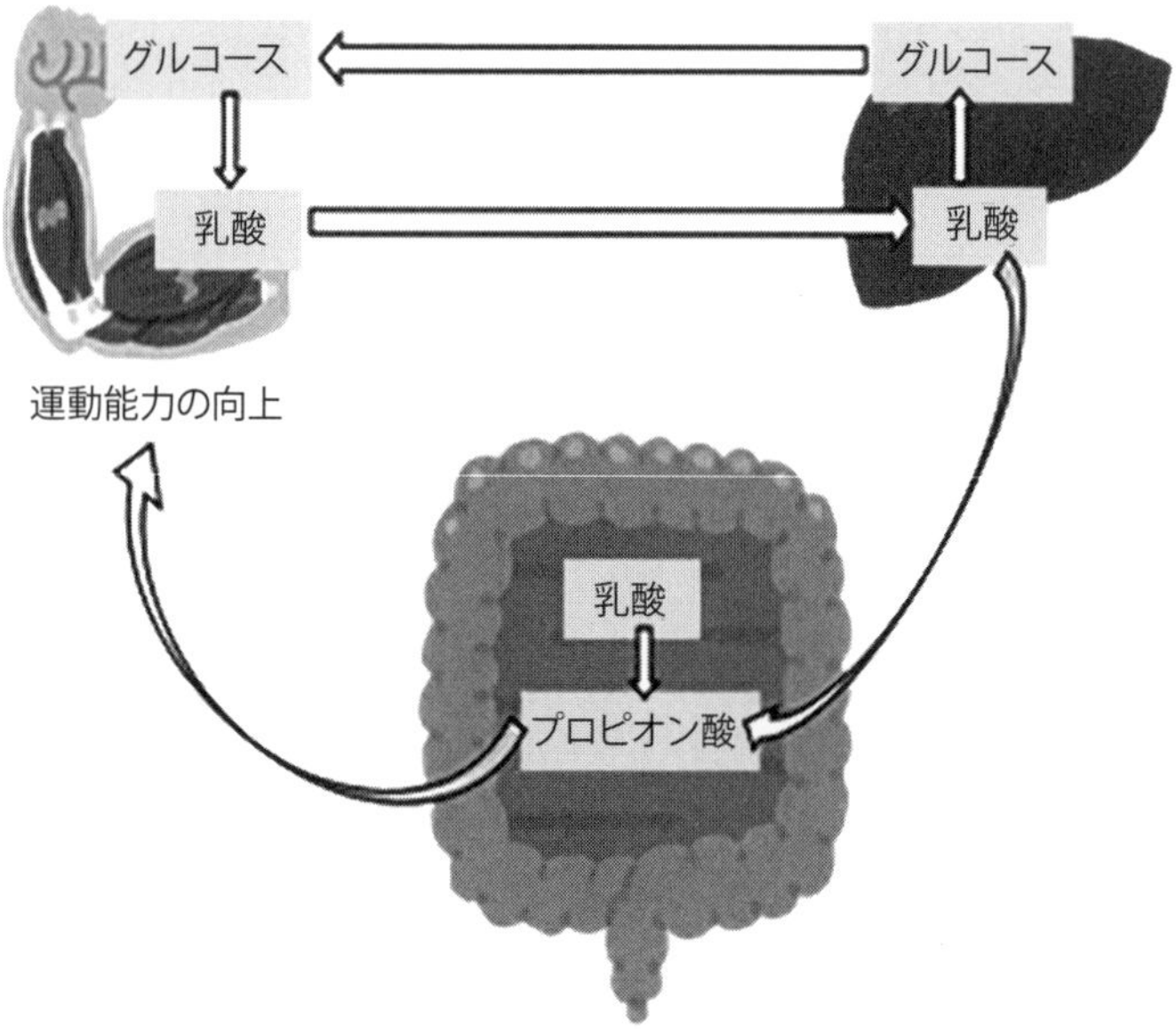

図5　アスリートが持つ乳酸からのプロピオン酸産生経路

リートは腸内にベイロネラ菌を持っており、この細菌は運動によって生じる乳酸が腸内に移行した時に、その乳酸をプロピオン酸に変換することができます（**図5**）。そのため、ベイロネラ菌はアスリート菌とも呼ばれています。

（4）酪酸

酪酸は酪酸菌によって作られます。酪酸の健康に有益な作用は主に二つあります。一つは腸内の酸素を少なくして、酸素に弱い善玉菌が増えやすい環境を作る作用、もう一つ

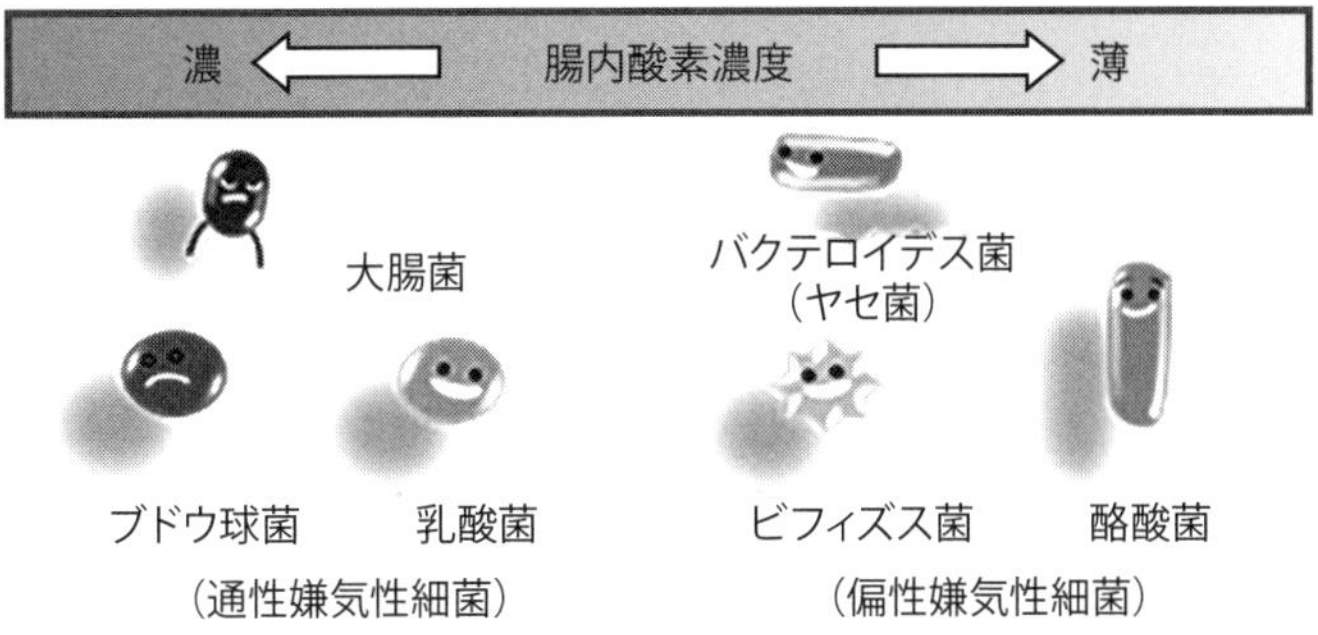

図６　腸内酸素濃度と腸内細菌の関係

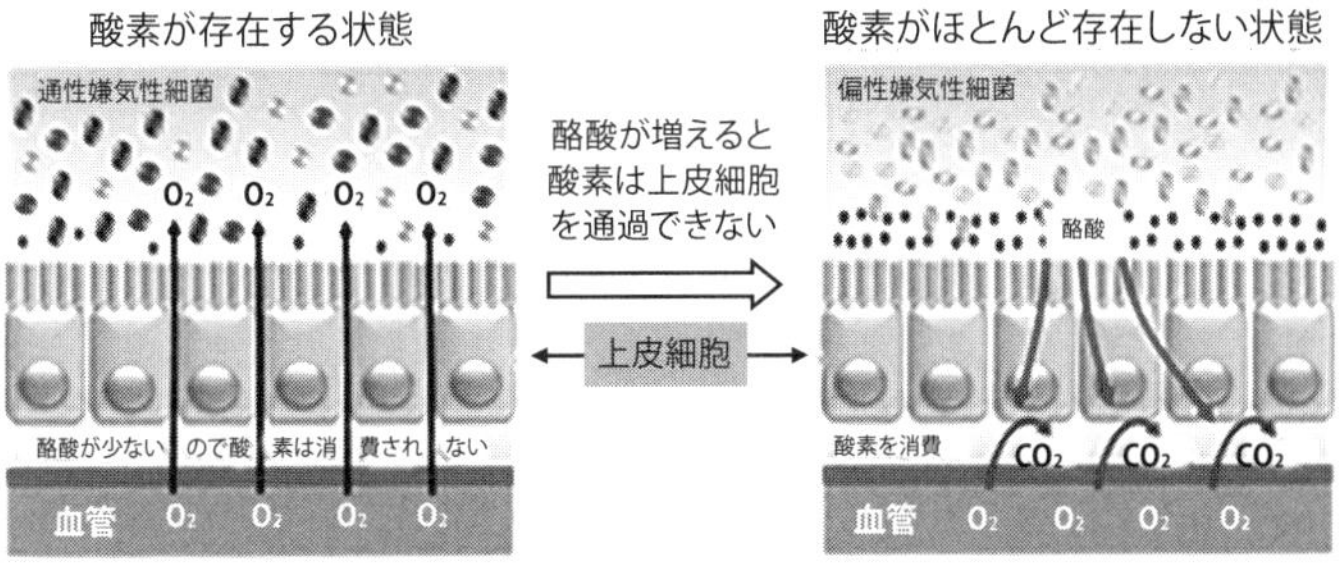

図７　酪酸が善玉菌の活動しやすい環境を作る理由

は重要な免疫細胞である制御性Ｔ細胞を増やす作用です。

　腸内細菌は、その種類によって、酸素に対する強さが異なります（**図６**）。

　善玉菌であるビフィズス菌や酪酸菌は酸素があると生育できない偏性嫌気性細菌というタイプの細菌です。

　また、日和見菌でヤセ菌とも呼ばれているバクテロイデス菌も偏性嫌気性細菌ですので、酸素が少くなればなるほど、これらの細菌が増えやすくなります。

酪酸は大腸の上皮細胞のエネルギー源であり、エネルギー代謝される際に酸素を消費しますので、酸素は血管から腸管内に供給されない状態になります（**図7**）。その結果、腸内は酸素が非常に少なくなり、ビフィズス菌や酪酸菌、バクテロイデス菌が活動しやすくなります。

一方、他の短鎖脂肪酸である酢酸やプロピオン酸は、酪酸よりも分子サイズが小さく、簡単に上皮細胞を通過して体内に吸収されてしまいますので、酪酸と比べて酸素を消費しにくいのです。

酪酸は、病原細菌やウィルスなどの抗原を水際で防御する免疫グロブリンA抗体を産生するため免疫細胞に働きかけて免疫力を高める作用を持つとともに、重要な免疫細胞である制御性T細胞を増やす働きを持つことが明らかにされています。

制御性T細胞は、炎症やアレルギーなどの過剰な免疫反応を抑える働きを持つため、制御性T細胞を増やすことで、自己免疫疾患やアレルギー性疾患、炎症性疾患が軽減することが期待できます。

酪酸のメリット

①

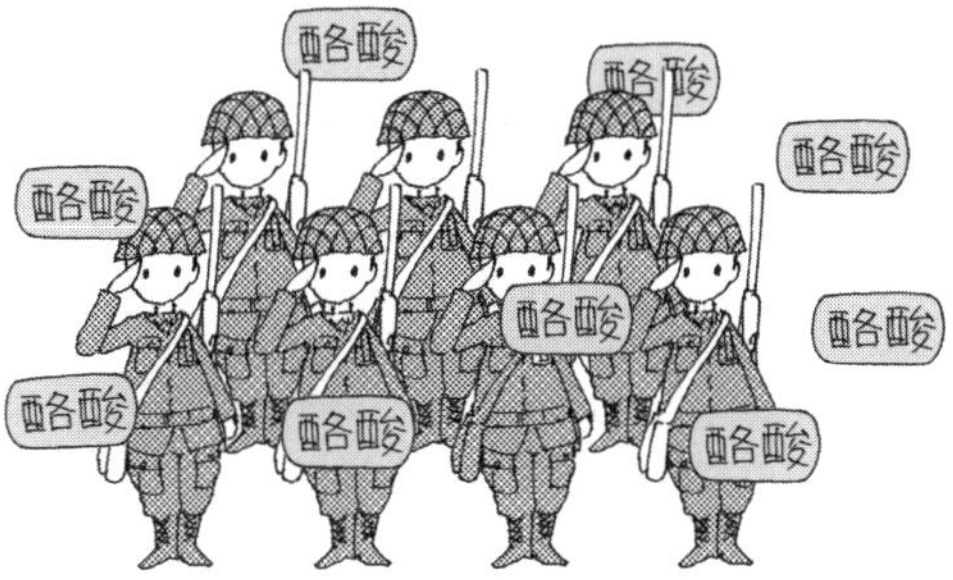

免疫細胞（制御性T細胞）を増やす

②

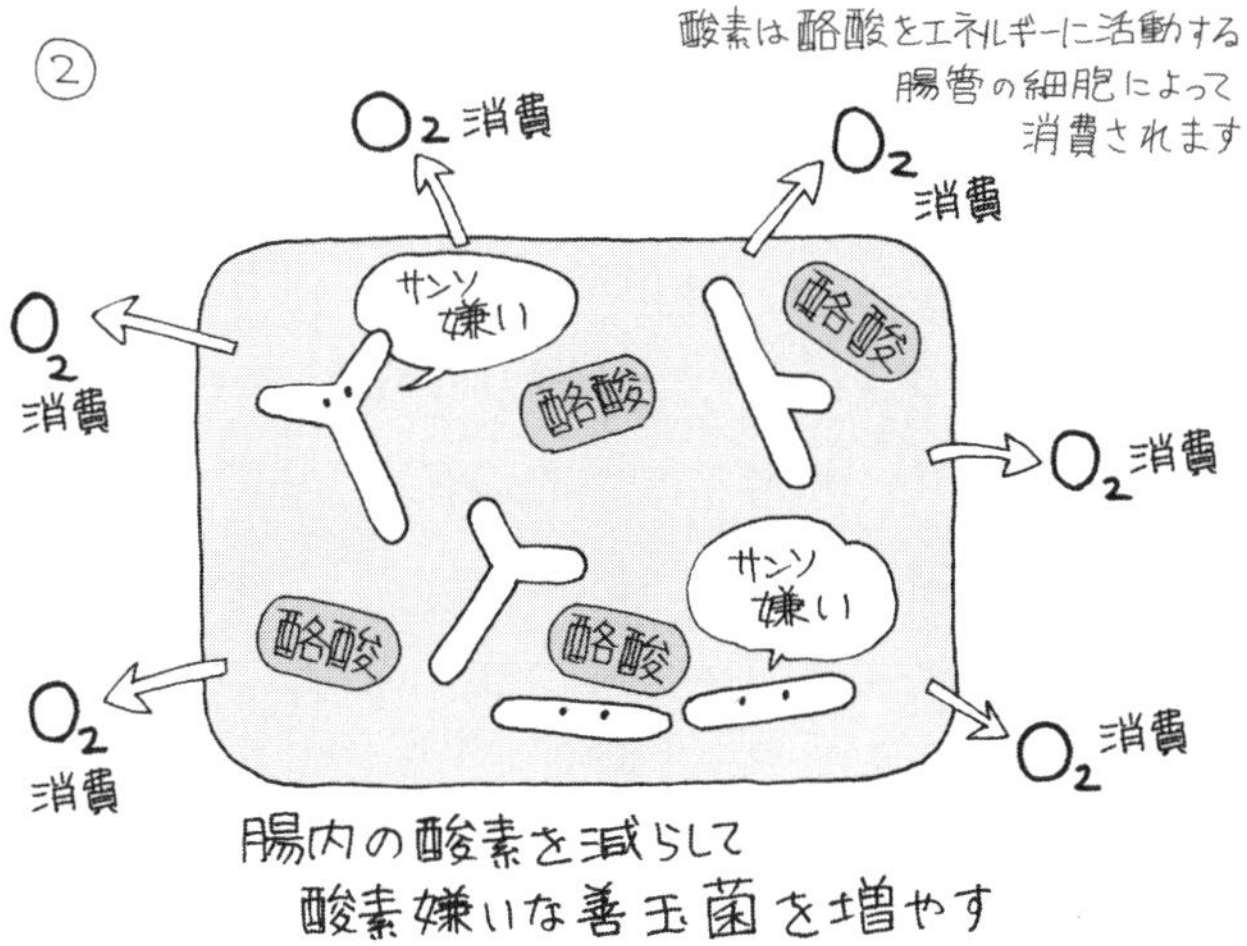

腸内の酸素を減らして
酸素嫌いな善玉菌を増やす

コラム：目的に合った短鎖脂肪酸を増やすために

細菌の種類によって、作られる短鎖脂肪酸が異なります。また、目的の短鎖脂肪酸を作る細菌がいても大腸まで届く糖質がその原料として必要ですので、目的に応じて、プレバイオティクス（ヒトの消化酵素で分解されずに大腸まで届き善玉菌のエサとなる糖質）やプロバイオティクス（食べることができる善玉菌）を利用されることをおすすめします。

特にプレバイオティクスの一つであるαオリゴ糖は、乳酸菌と酪酸菌、バクテロイデス菌を増やすため、短鎖脂肪酸をバランスよく作ることに適しています。

	酢酸	プロピオン酸	酪酸	乳酸
ビフィズス菌	○	×	×	△
乳酸菌	△	×	×	○
酪酸菌	△	×	○	×
バクテロイデス菌	○	○	×	×

○：たくさん作る、△：少し作る、×：作らない、またはほとんど作らない

（５）乳酸やコハク酸

乳酸菌などが作る乳酸は、厳密には短鎖脂肪酸ではありませんが、短鎖脂肪酸と似たような構造を持つ類縁物質です。

乳酸も腸内環境を酸性にしたり、善玉菌のエサになったりし、腸内フローラをより良くする働きを持っています。

また、乳酸と同じ種類であるコハク酸も同様の作用を持っていますが、腸内であまり多く作られると下痢の原因になってしまいます。

（６）水素ガス

活性酸素は酸素が反応しやすい物質に変化したもので、体内で過剰に産生されると老化やガン、動脈硬化、生活習慣を含めた様々な病気の原因になると考えられています。

水素は、その活性酸素を消去する最も小さな分子の抗酸化物質です。

水素ガスは、小さな分子ですので全身の活性酸素が発生している部位への移動が容易であり、虚血・再灌流障害、神経変性、メタボリックシンドローム、炎症、ミトコンドリア病、さらには癌など、一連の疾患の予防や治療に有望な可能性を持つ医療用ガスとして注目されています。

水素は、市販されている水素水から簡単に摂取することができますが、水素水を飲んでも水素は体内に非常に短時間しか滞在できないため、その効能効果を期待することは難しいかもしれません。

一方、一部の腸内細菌は大腸まで届いた糖質を原料にして水素を持続的に発生させることが確認されています。

図8は、プレバイオティクス（大腸まで届いて水素を作る腸内細菌のエサにな

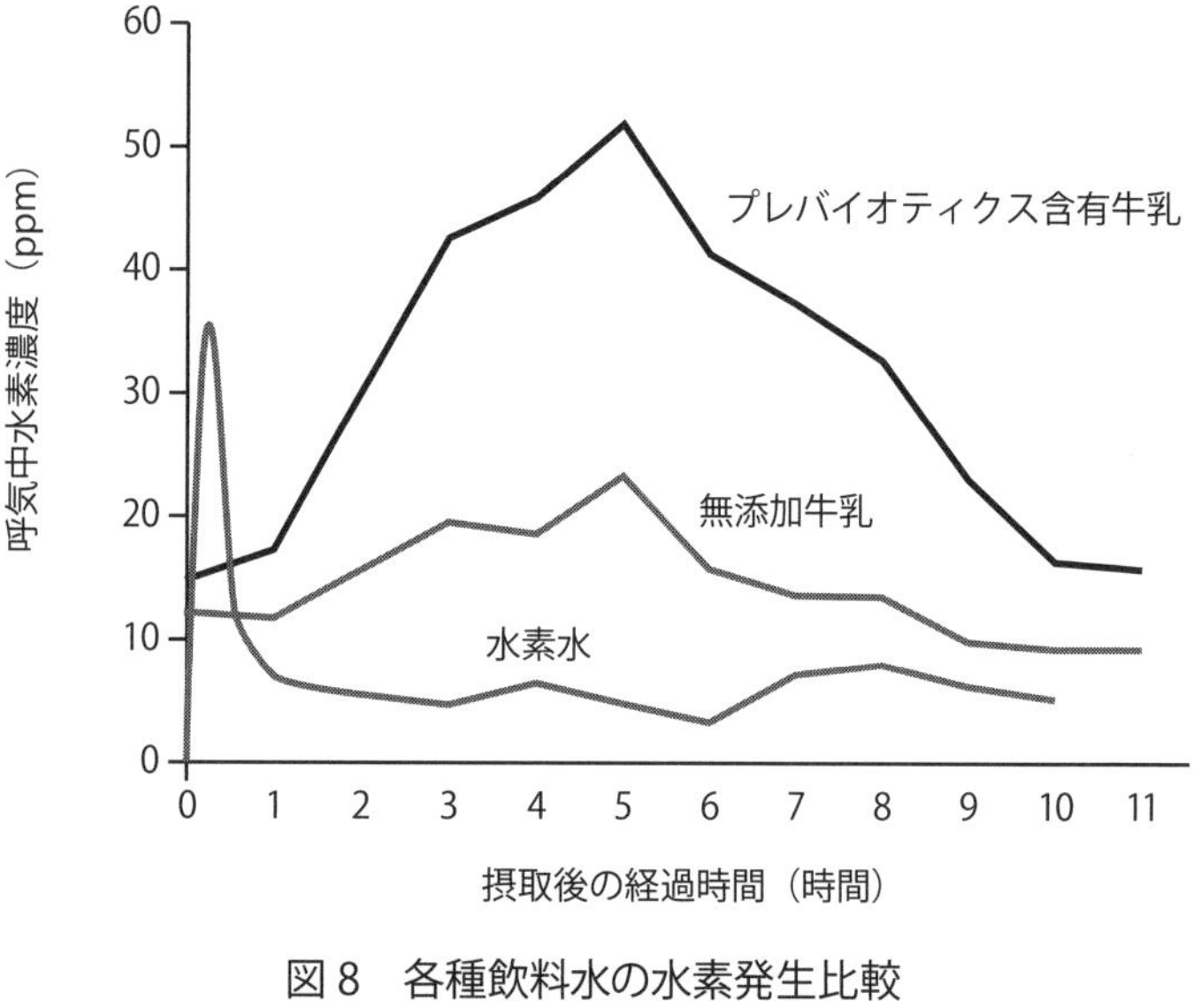

図８　各種飲料水の水素発生比較
Matsumoto et al., Jounal of Functional Foods, 35, (2017) 13-23 から改変

る糖質）を加えた牛乳と通常の牛乳、水素水を摂取した時の呼気中の水素濃度を１時間ごとに測定したものです。水素水を飲んだ場合にはすぐに呼気中の水素濃度は高まるのですが、１時間後には低濃度となってしまいます。しかし、プレバイオティクスを添加した牛乳を飲んだ場合は、呼気中の水素濃度は高まった後、数時間維持されており、プレバイオティクスを摂取す

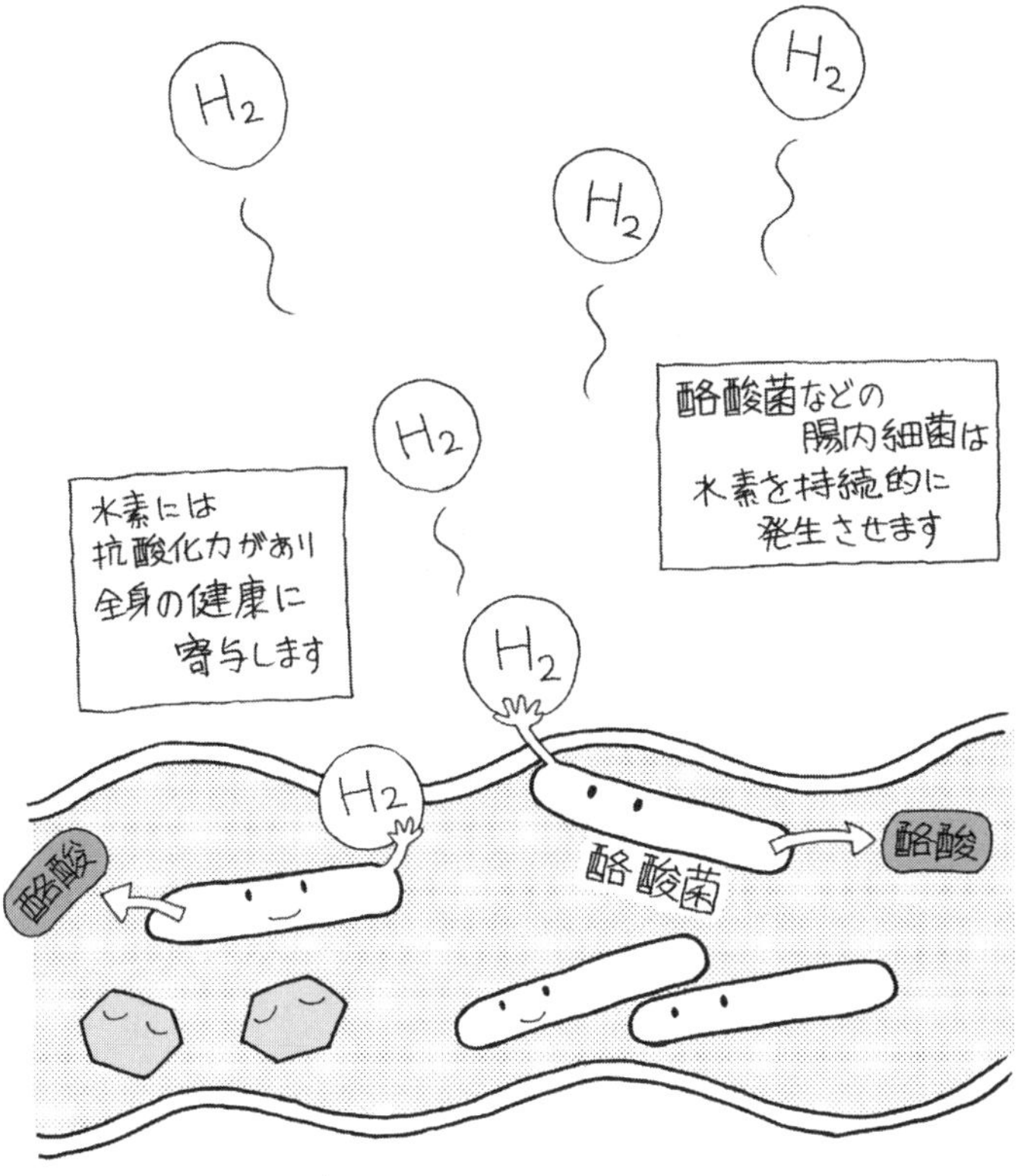
酪酸菌などの
腸内細菌は
水素を持続的に
発生させます
水素には
抗酸化力があり
全身の健康に
寄与します
H_2
酪酸菌
酪酸
酪酸

ることによってより長時間に渡って持続的に水素を体内に供給することが示されています。

なお、水素を産生する細菌は複数存在しますが、特に酪酸菌（*Clostridium butyricum*）は、酪酸を作る際に水素を同時に発生させることがわかっており、その産生量が他の細菌に比べて非常に多いため、水素ガスに関するエネルギー分野の研究にも利用されています。

（7）ビタミン類

ビタミン類は、ヒトが生きるために必要な栄養素で、体内では作ることができない成分です。

そのため、食物やサプリメントからビタミン類を摂取する必要がありますが、一部のビタミンは腸内細菌によって作られることがわかっています。

例えば、ビフィズス菌は、ビタミンB_1、B_2、B_6、B_{12}、C、ニコチン酸、葉酸、ビオチンを合成し、バクテロイデス菌はビタミンB_1、Kを合成します。

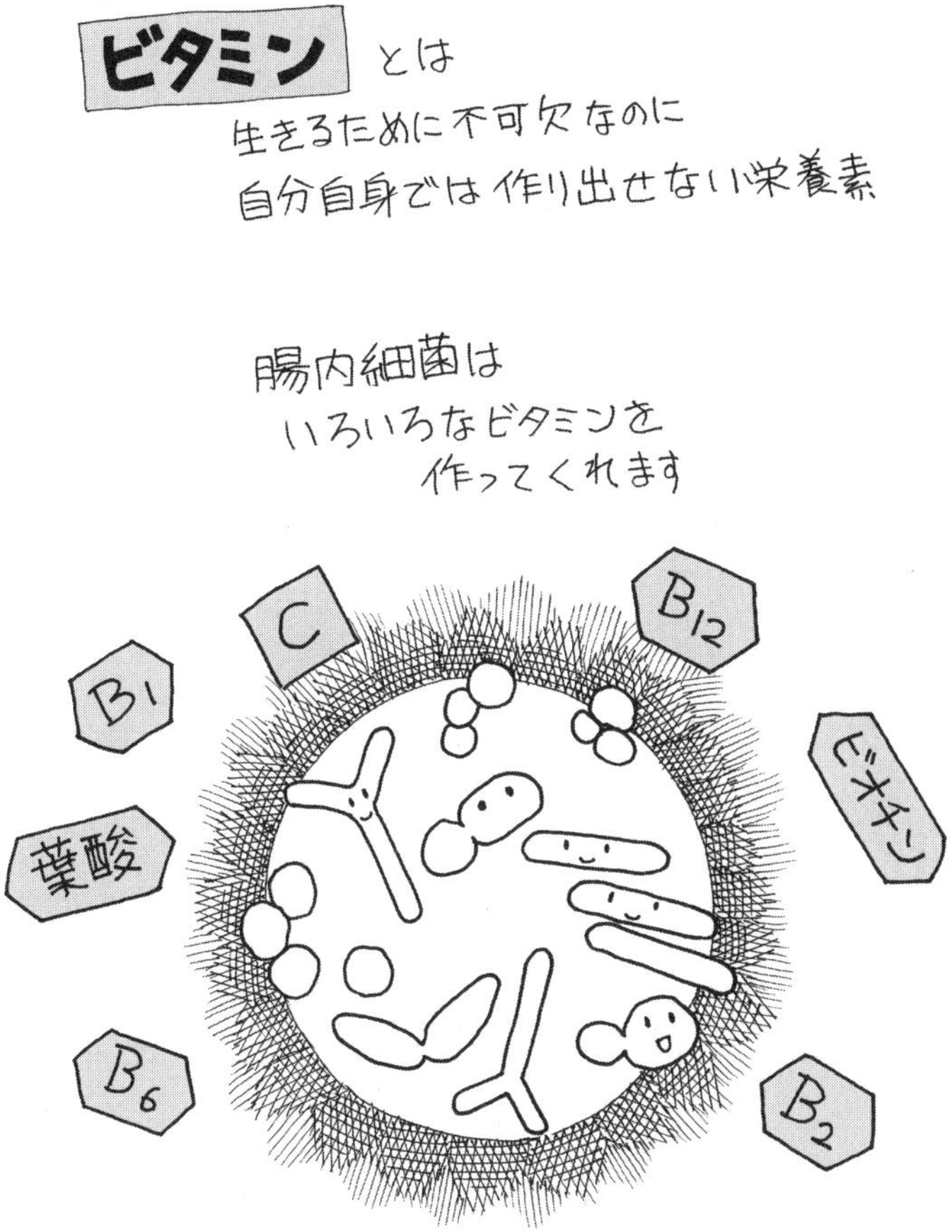
ビタミンとは
生きるために不可欠なのに
自分自身では作り出せない栄養素
腸内細菌は
いろいろなビタミンを
作ってくれます
C
B12
B1
ビオチン
葉酸
B6
B2

これらの細菌はプレバイオティクスの摂取によって増えるため、ビタミンを補うためにプレバイオティクスを摂取してはいかがでしょうか。

（8）脂肪酸代謝物（水酸化脂肪酸、ジカルボン酸）

食事で摂取した脂質（中性脂肪）は、十二指腸や小腸にて胆汁と混ざることによって乳化し、消化酵素（リパーゼ）の働きによって、脂肪酸とモノグリセリドに分解します。

脂肪酸には、飽和脂肪酸と不飽和脂肪酸の二種類がありますが、不飽和脂肪酸は抗菌作用を持ち、腸内細菌にとって毒になることがあります。しかし、一部の腸内細菌は、不飽和脂肪酸をより毒性が低い水酸化脂肪酸に変換することができます。

例えば、乳酸菌の一種である *Lactobacillus plantarum* は大豆油などに含まれるリノール酸を水酸化脂肪酸（10 - ヒドロキシ - シス - 12 - オクタデセノイン酸：ＨＹＡ）に変換することが見出されています。この水酸化脂肪酸は、やがて人の体内に吸収されて脂質代謝の改善や抗炎症作用などの生理活性を発揮します。

また、腸内細菌が作る脂肪酸代謝物の一つにジカルボン酸があり、その一種であるアゼライン酸は肥満や血糖値を改善する作用を持っています。淡水に生息する単細胞緑藻類であるクロレラを摂取すると腸内のジカルボン酸が増えるそうです。

(9) フィトケミカル代謝物（テトラヒドロクルクミン、エクオールなど）

植物に含まれるポリフェノールやフラボノイドをはじめとしたフィトケミカルは、体内に吸収されて抗酸化作用を発揮するイメージがありますが、実際には、小腸では摂取した量の5～10％のみが吸収され、残りの90～95％は大腸に移行し、その一部は腸内細菌によって代謝されま

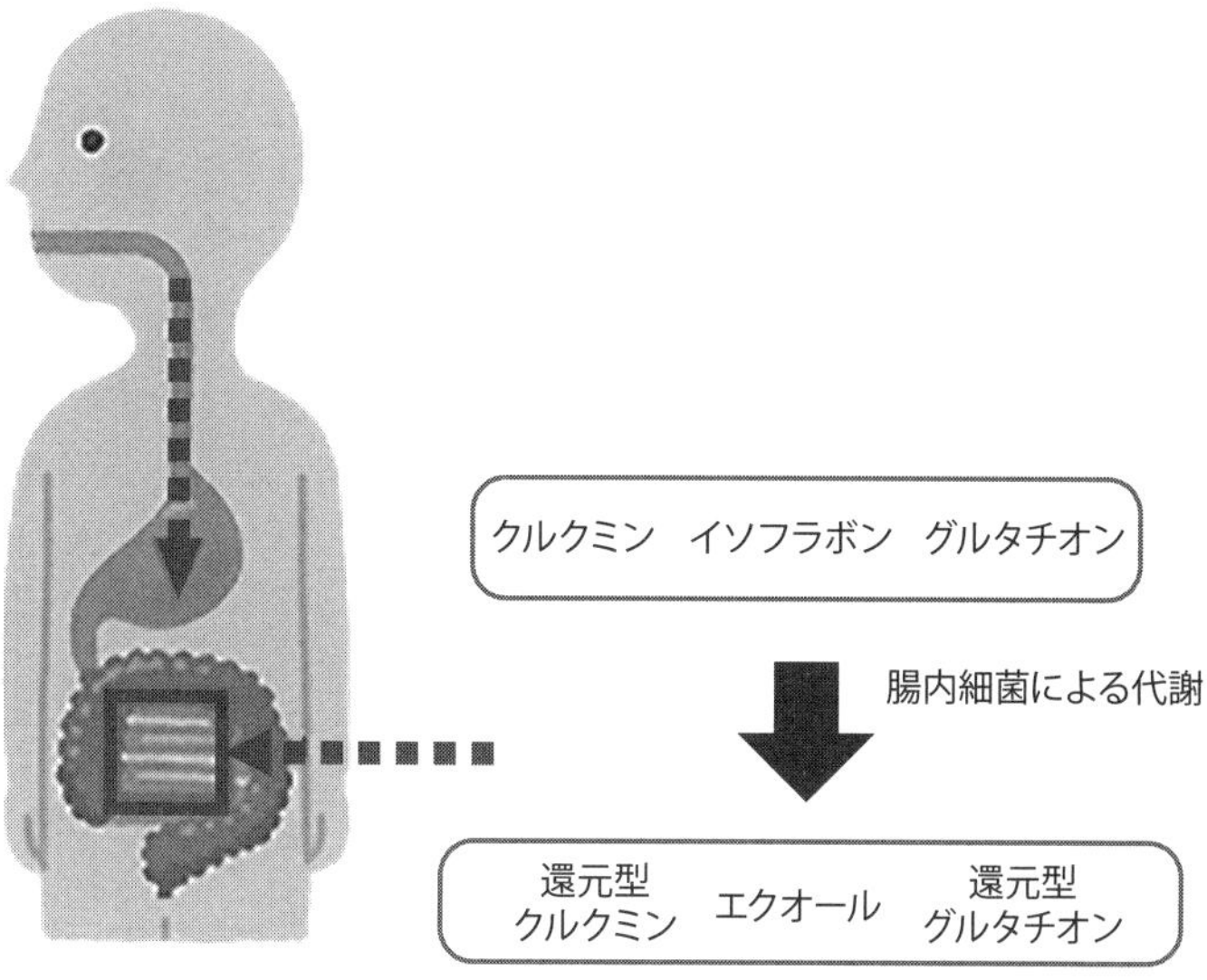

図9　腸内細菌によるフィトケミカルの代謝

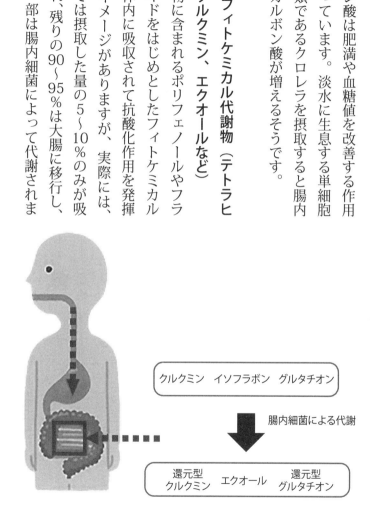

す（**図9**）。

例えば、ターメリックの黄色成分であり、機能性成分としてサプリメントにも利用されているクルクミンは腸内細菌によって還元され、抗酸化作用がより高い還元型クルクミン（テトラヒドロクルクミン）になることが知られています。クルクミン以外にも、大豆に含まれるイソフラボンは女性ホルモン様作用を持つエクオールに、グルタチオンやレスベラトロールはより抗酸化能が高い還元型グルタチオンや還元型レスベラトロールに変換されます。

（10）ポリアミン類

ポリアミン類は、アミノ酸の一種であるアルギニンから生体内で生合成されるアミンで、プトレスシン、スペルミジン、スペルミンなどがあります。２０１３年にアンチエイジングに有効である成分の一つとして取り上げられてから、現在はさらに注目度が増していきます。ポリアミンは若い時には体内で充分な量が作られますが、加齢とともにその産生量は徐々に減少していきます。それが原因でコラーゲンを産生する線維芽細胞も減少し、生体内コラーゲン生産量も減ってくることになるのです。

ポリアミンが含まれている大豆製品などを摂取するとコラーゲン量を増やすことができます。しかし一方で、腸内フローラに存在するビフィズス菌などがポリアミンを生産しているため、腸内フローラを整えることによってもポリアミンの摂取量を増やすことができます。なお、ポリアミンを摂取した場合は小腸で吸収され、大腸まで届きませんが、腸内細菌によって作られたポリアミンは大腸の炎症反応や老化を抑える働きも持っています。

⑾ ペプチド類

ラクトトリペプチド（バリン―プロリン―プロリン（ＶＰＰ）、イソロイシン―プロリン―プロリン（ＩＰＰ））は、乳酸菌の一種である *Lactobacillus helveticus* が牛乳に含まれるカゼインから作る生理活性ペプチドです。このペプチドはアンジオテンシン変換酵素を阻害することで、血圧を低下させる働きを持つことがわかっており、現在、多くの機能性食品に利用されています。

また、腸内細菌が生成するペプチドの中には抗菌性を持つペプチドがあり、それらはバクテリオシンという総称で呼ばれています。

乳酸菌の一種である *Lactococcus lactis* が生産するナイシンは特に有名なバクテリオシンで、現在、日本をはじめ世界五〇ヵ国以上で食品保存料として使用されています。

(12) γ‐アミノ酪酸（GABA）

γ‐アミノ酪酸（GABA）はアミノ酸の一種で、体内では中枢神経系の神経伝達物質として存在しています。

GABAはサプリメントに使われている成分で、ストレスの緩和やリラックス効果などを持つと言われています。

善玉菌であるビフィズス菌や乳酸菌、バクテロイデス菌などの中には、グルタミン酸からGABAを作る菌種がいます。特に腸内に生息するビフィズス菌の一種である *Bifidobacterium adolescentis* がGABAを多く作ると言われていますので、イライラしがちな方は腸内のビフィズス菌を増やすために、善玉菌のエサであるプレバイオティクスを摂取してみてもいいかもしれません。

2 腸内細菌が作る健康によくない成分

腸内細菌が作る健康に悪影響を与える代表的な成分は、悪玉菌がタンパク質などを原料に作る腐敗産物と呼ばれる物質です。

また、最近では、動脈硬化を引き起こす腸内細菌の代謝物も見つかっています。

(1) 腐敗産物（アンモニア、インドール、フェノール、パラクレゾール）

タンパク質は非常に重要な栄養素ですが、小腸で消化しきらずに大腸まで到達すると、悪玉菌のエサになり、アンモニアやインドール、フェノール、パラクレゾールといった健康に悪影響を与える腐敗産物に変換されてしまいます。特にタンパク質を多く摂取するボディビルダーやアスリート、加齢などによってタンパクを消化する酵素の生産量が足りなくなっている人は注意が必要です。

腸内で作られた腐敗産物は、アルカリ性寄りの悪玉菌が増えやすい腸内環境にするだけでなく、体内に吸収され、様々な健康に好ましくない影響を及ぼします。

アンモニアは、通常であれば、肝臓において尿素回路によって再び尿素に変換されて無害化され、尿として排泄されます。しかしながら、アンモニアが過剰に生成されたり、肝臓機能が低下すると処理しきれなくなり、汗の臭い成分になって体臭に問題が生じるだけでなく、やがて血中のアンモニア濃度が高まり（高アンモニア血症）、やがて脳にも障害（肝性脳症）が起こってしまいます。

インドール、フェノール、パラクレゾールは、体内に吸収された後、肝臓でインドキシル硫酸、フェニル硫酸、パラクレシル硫酸に代謝さ

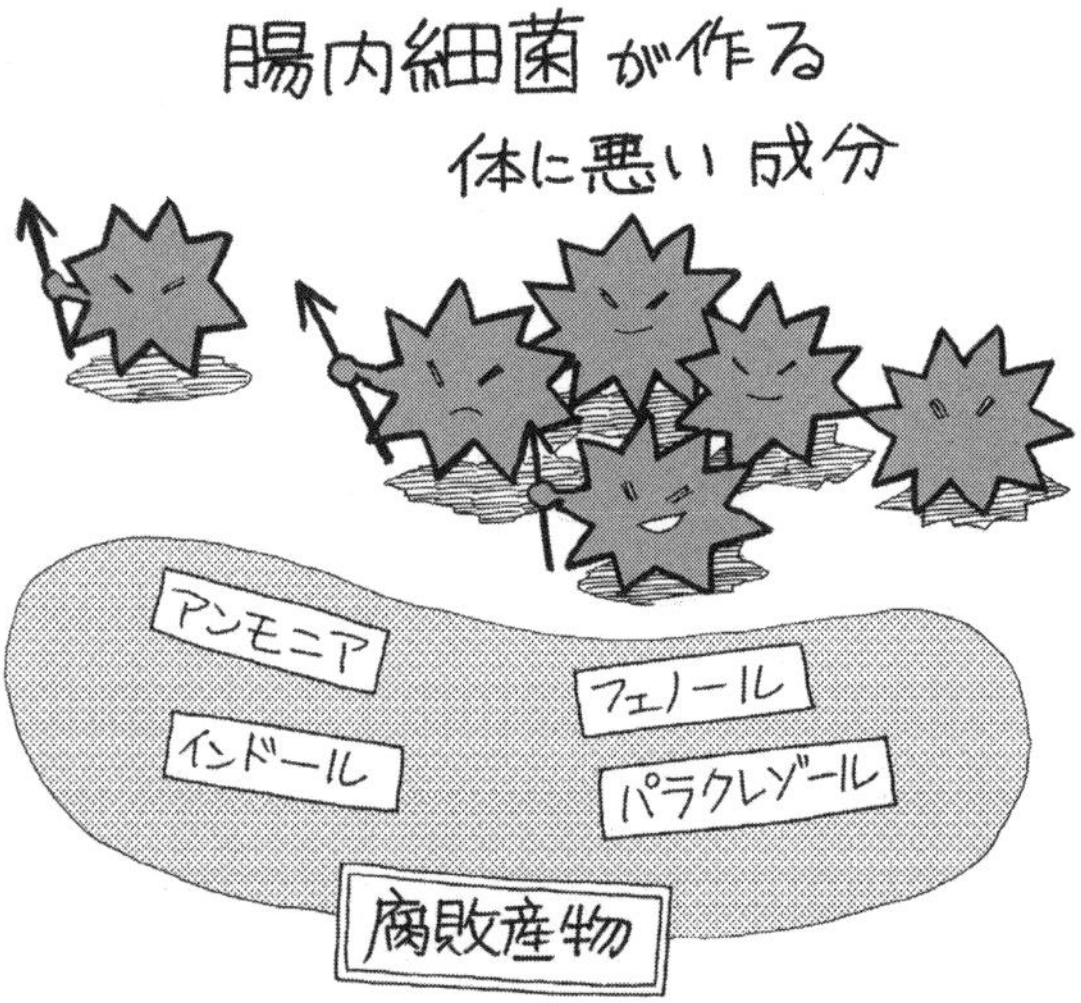

れます。これらの物質は尿毒素といわれ、腎臓にダメージを与え、ひどい時には腎障害を引き起こします。さらに、フェノールやパラクレゾールは腸管バリア機能を破壊したり、肌に移行し、肌荒れの原因になります。また、これらの腐敗産物は、認知症との関連性も指摘されています。

腐敗産物が増えると、便が黒く、硬くなり、さらに臭くなりますので、便の状態を見ると腐敗産物が多いかどうかが確認できます。腐敗産物が多いと思われた場合は、プレバイオティクスを摂取して腸内フローラの善玉菌を増やし、悪玉菌を減らすことをおすすめします。また、キウイフルーツは、タンパク質を消化する酵素を持っていますのでプロテインを摂取する時にはキウイフルーツを摂取しましょ

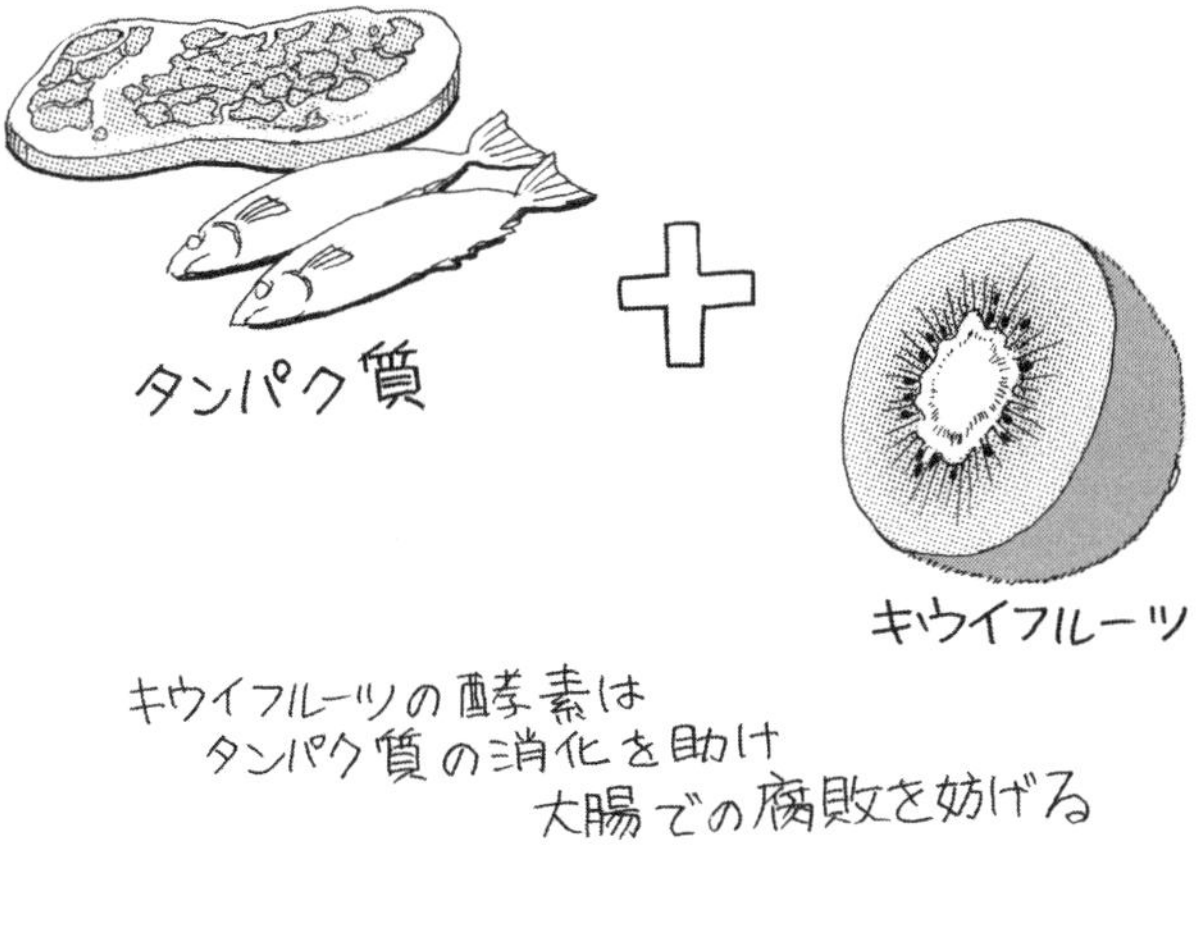
タンパク質
キウイフルーツ
キウイフルーツの酵素は
タンパク質の消化を助け
大腸での腐敗を妨げる

う。タンパク質の消化を助け、大腸での腐敗を防ぐことができます。

（2）トリメチルアミン

リン脂質は細胞膜の構成成分であるため、肉や穀物、野菜を含めて非常に多くの食品に含まれていますが、リン脂質の一つであるホスファチジルコリンは腸内細菌によってトリメチルアミンに変換されることがあります。腸内で作られたトリメチルアミンは体内に吸収された後に肝臓で酸化を受けてトリメチルアミンN-オキシド（TMAO）になります。近年、このTMAOが多くなりすぎると、動脈硬化リスクを高めてしまうことが報告されています。また、この物質は尿毒素物質であり、腎臓にもダメージを与えます。

腸内フローラの割合としてバクテロイデス菌が少なく、ファーミキューテス門に属する菌が多い人は、牛乳や卵を摂取した際にTMAOやその原料であるトリメチルアミンが増えやすい傾向にあると言われていますので、腸内でトリメチルアミンをなるべく作らないようにするために、後述するαオリゴ糖などのプレバイオティクスを摂取してバクテロイデス菌を増やすとよいでしょう。

3　同じ種類の成分でも、健康によいものと悪いものがある

同じ種類の成分でも、腸内細菌の種類によって作られる成分が異なり、健康によい場合と悪い場合があります。

ここでは、胆汁酸が代謝された二次胆汁酸と、腸内細菌の細胞壁成分であるリポ多糖（ＬＰＳ）について紹介します。

（1）二次胆汁酸

胆汁に含まれる胆汁酸は、コレステロールを原料として肝臓で作られる物質で、食物が通過する際に十二指腸に分泌され、食物に含まれる脂質を乳化させる作用を持ちます。そして、その役割を終えた後、胆汁酸は体内に再吸収されて肝臓に戻り、再利用されます。この循環を腸肝循環といいますが、胆汁酸の一部は腸内で腸内細菌によって代謝されます。腸内細菌によって代謝された胆汁酸を二次胆汁酸といいます。**図10**は、二次胆汁酸につい

てまとめたものです。

　クロストリジウム菌、ユウバクテリウム菌といった悪玉菌は、悪玉の二次胆汁酸であるデオキシコール酸やリトコール酸を作ります。これらは大腸がんのリスク因子であり腸管上皮細胞に対して細胞毒性を持つため、悪玉胆汁酸と呼ばれています。

　一方、乳酸菌などの善玉菌は、二次胆汁酸としてウルソデオキシコール酸を作ります。ウルソデオキシコール酸は、善玉の二

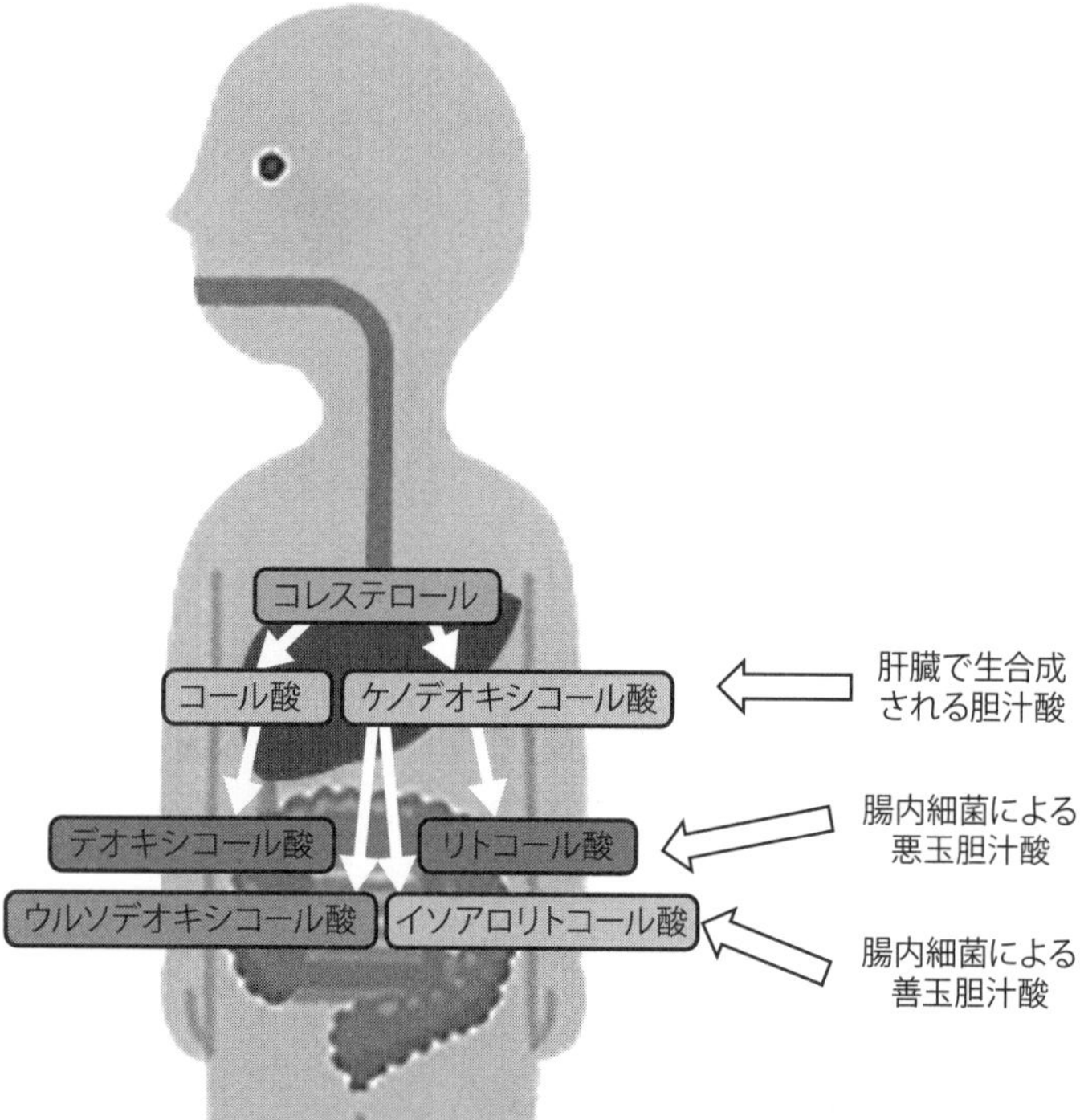

図 10　体内で生産される胆汁酸類

次胆汁酸であり、胆汁分泌の促進作用やコレステロール系胆石の溶解などの有益な作用を持ち、胃腸薬の有効成分としても知られています。さらに、２０２１年には、腸内細菌から産生されるイソアロリトコール酸という善玉の二次胆汁酸が、百寿者の便中に多く含まれていることが発見されました。この二次胆汁酸は病原性菌の増殖を抑える作用を持っており、健康長寿に関わっているのではないかと期待されています。

(2) LPS

細菌は、私たち人の細胞とは異なり、細胞壁を持っています。そして、その細胞壁の構造は細菌によって異なっており、その細胞壁の違いによってグラム陽性菌とグラム陰性菌の２種類に分類されています（**図11**）。

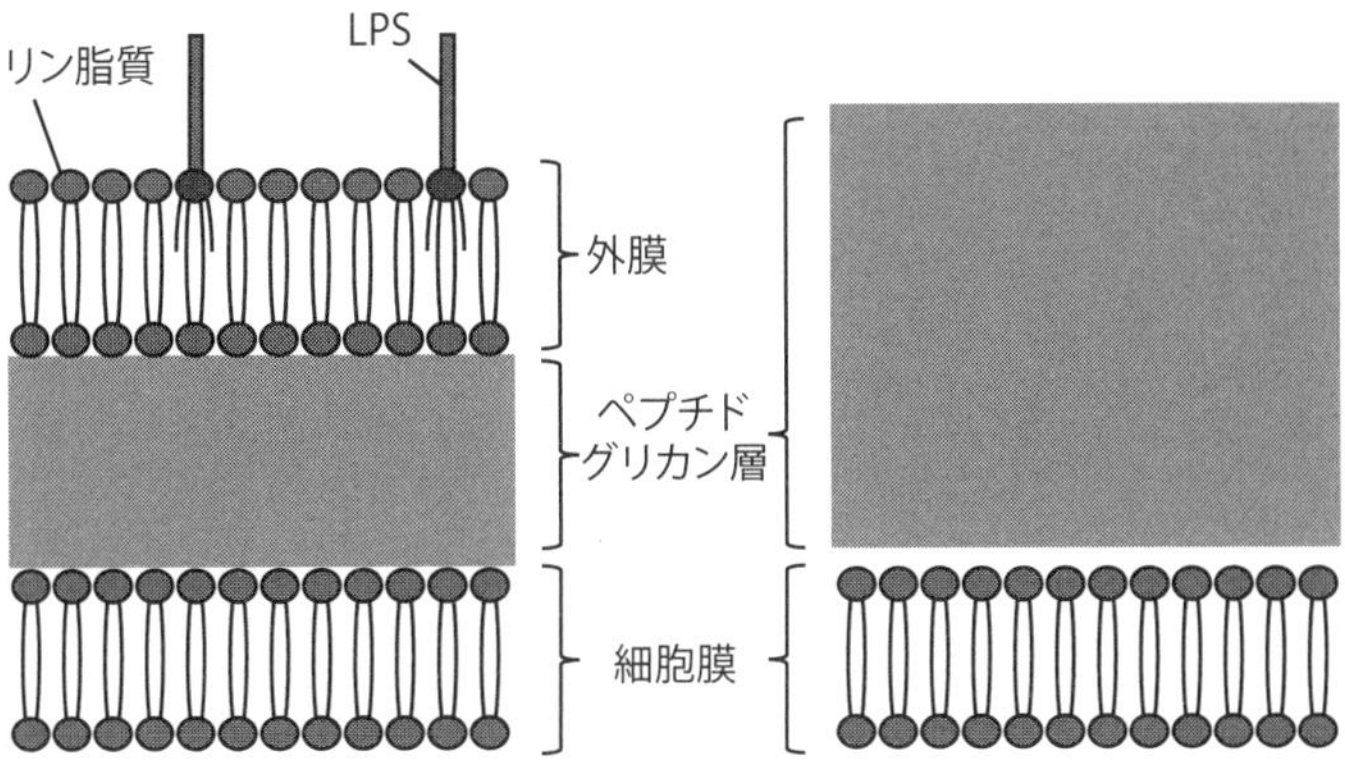

図 11　グラム陽性菌とグラム陰性菌の細胞壁の違い

これは、細菌学者であるハンス・グラム博士が発明した細菌が持つ細胞壁の構造の違いを利用した細菌を判別するための染色法によって区別できます。グラム陽性菌は外膜を持たないので染色液を菌内に浸透させて紫色に染まります。一方、グラム陰性菌は外膜を持つため染色液を菌内に浸透させずに赤色に見えます。

グラム陰性菌の外膜にはリポ多糖（ＬＰＳ）という成分が含まれています。

ＬＰＳは糖と脂肪酸が結合したものですが、その構造と性質は細菌の種類によって異なっており、大腸菌が持つＬＰＳは体内に取り込まれた後に、血液を循環し、各組織で炎症反応を引き起こすだけでなく、動脈硬化を進行させる可能性が指摘されています。実際、心疾患を患っているヒトの血中にはＬＰＳの量が多い傾向にあることが確認されています。

一方、ヒトの健康に対して好ましいＬＰＳも存在します。

例えば、バクテロイデス菌もグラム陰性菌であるためＬＰＳを持ちますが、バクテロイデス菌のＬＰＳは大腸菌のＬＰＳの炎症反応を抑える働きを持っています。

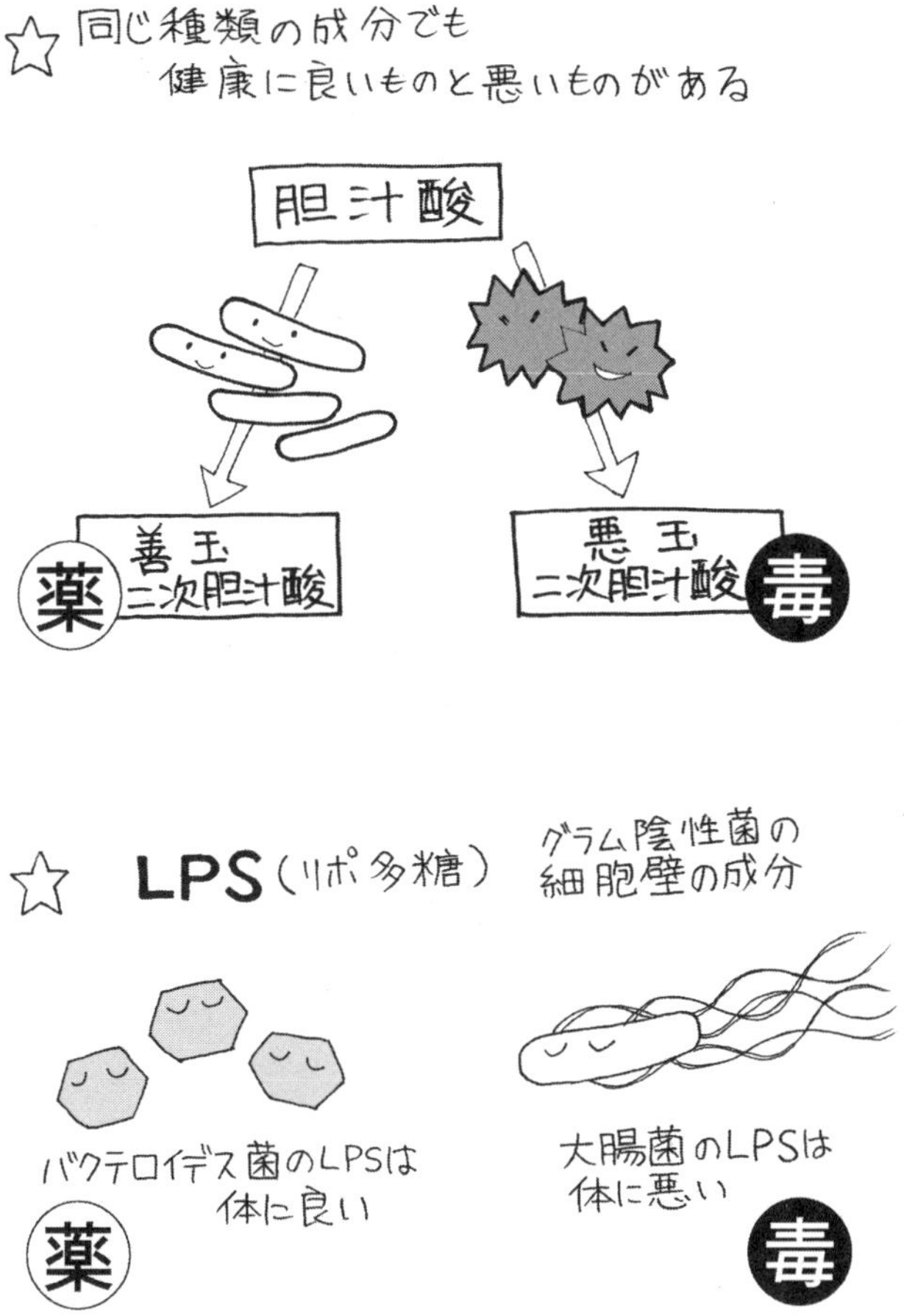
☆同じ種類の成分でも
健康に良いものと悪いものがある
胆汁酸
善玉
二次胆汁酸
薬
悪玉
二次胆汁酸
毒
☆ LPS（リポ多糖）
グラム陰性菌の
細胞壁の成分
バクテロイデス菌のLPSは
体に良い
薬
大腸菌のLPSは
体に悪い
毒

さらに、バクテロイデス菌の中で*Bacteroides vulgatus*や*Bacteroides dorei*という種類は、血中のＬＰＳ濃度を下げて、アテローム性の動脈硬化を抑制することが報告されています。

しかしながら、バクテロイデス菌はプロバイオティクスとして摂取できないので、動脈硬化を予防するためには腸内のバクテロイデス菌を増やすことのできるプレバイオティクスの摂取が望ましいと言えます。

第3章　体の不調や病気と、腸内フローラや代謝物の関係

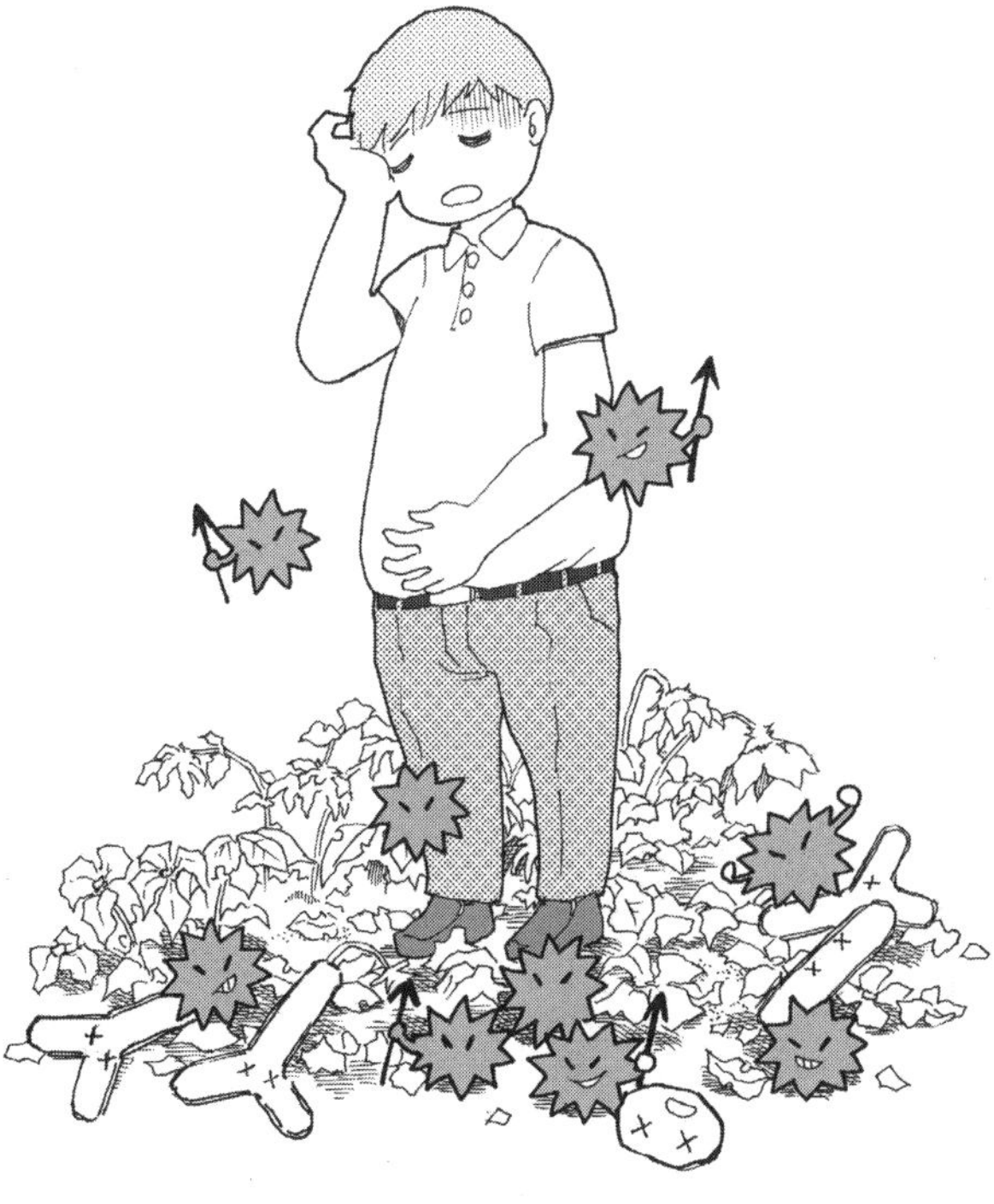

これまで、腸内フローラに属する腸内細菌とその代謝物の働きについて個別に紹介してきました。本章では、体の不調や病気と関係のある腸内細菌や代謝物について見ていきます。

（1）便秘や下痢

日本人の便通は平均で週に７回と言われていますが、便通は腸内環境に大きく左右されます。腸内フローラと便の性状との関係についておさらいすると、善玉菌が優位な状態では、短鎖脂肪酸が増加することで腸内環境や便は酸性になって便は柔らかくなります。一方、悪玉菌が優位な状態では、腐敗産物が増加することで腸内環境や便はアルカリ性となり、便は硬くなります。

悪玉菌が優位になると便は硬くなり、大腸内を通過しにくくなるために便秘になりやすくなります。便秘が続くと、大腸に便が滞在する時間が長くなり、腐敗がさらに進んでアンモニアや硫化水素、スカトール、インドールといった腐敗臭を伴う有害物質が多く作り出され、便は黒く、臭くなります。また、この状態が続くと下痢にもなります。

一方、短鎖脂肪酸は便を柔らかくし、大腸の通過を容易にするだけでなく、短鎖脂肪酸自身が蠕動運動を促す働きを持っていますので、便通を促します。

従って、便秘を予防・改善するためには、善玉菌優位な腸内フローラを維持し、蠕動運動を活発にする必要があります。その目的にはプロバイオティクスやプレバイオティクス

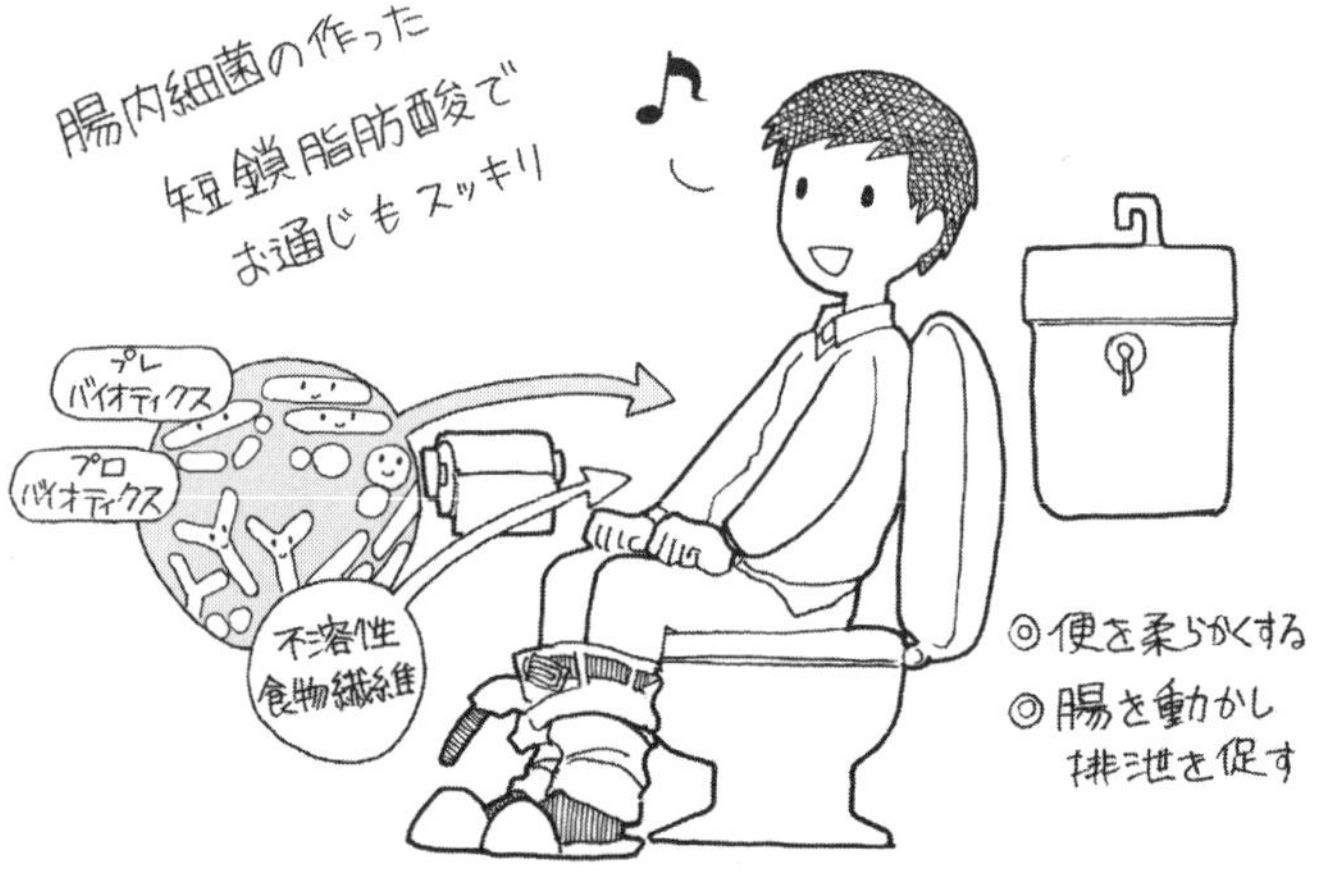
腸内細菌の作った
短鎖脂肪酸で
お通じもスッキリ
プレ
バイオティクス
プロ
バイオティクス
不溶性
食物繊維
◎便を柔らかくする
◎腸を動かし
排泄を促す

の摂取、さらには、直接蠕動運動を促す働きを持つ不溶性食物繊維を一緒に摂取することもおすすめです。

(2) 肌荒れ

最近、日本人の健康意識の高まりから、ボディビルダーやアスリートに限らず、プロテイン（タンパク質）を摂取する人が増えています。しかしながら、プロテインを極端に多く摂取すると、肌が荒れやすくなる恐れがあります。これは、タンパク質を一度にたくさん摂取した場合に、腸内の消化酵素では消化しきれずに大腸まで届いてしまい、悪玉菌によって腐敗産物であるフェノールやパラクレゾールが作られることが一因であると考

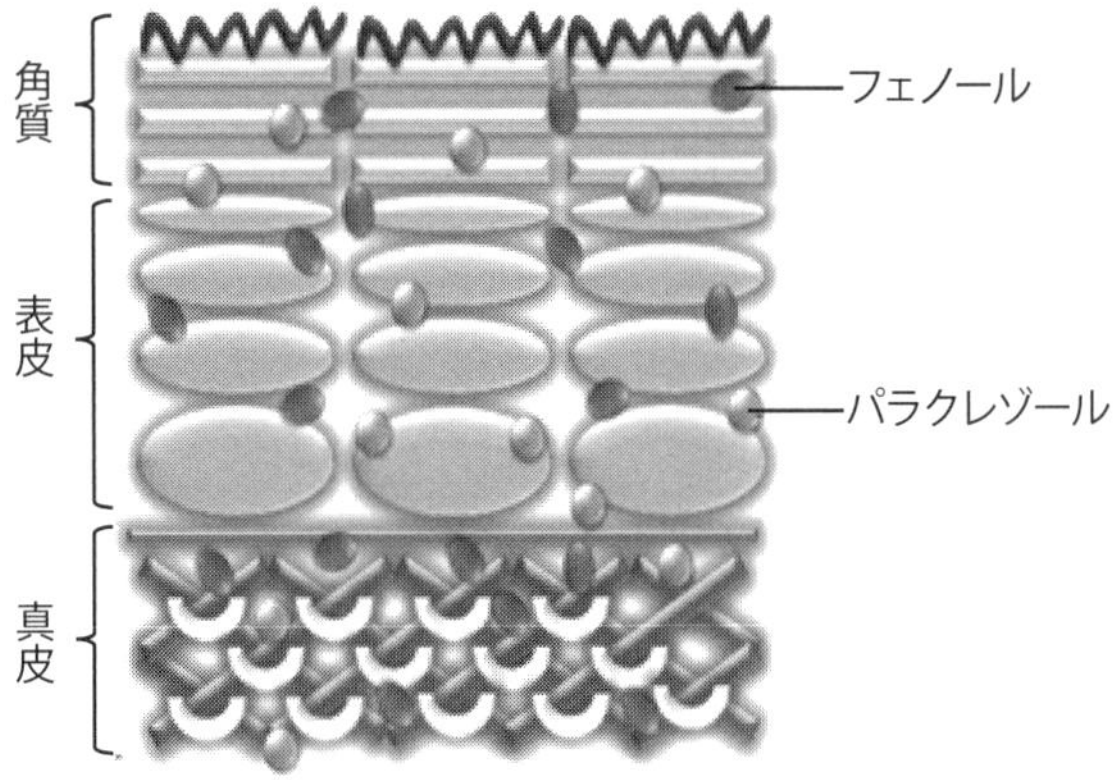

図12　腐敗産物の肌への移行（イメージ図）

えられています。また、便秘になると、悪玉菌のエサが大腸に長く滞在しますので、腐敗産物が作られやすくなってしまいます。

これらの腐敗産物は腸で作られた後に体内に吸収され、やがて皮膚に移行し（図12）、角質細胞のサイズを減少させます。さらに、、肌を正常に保つ角質細胞の分化（角化）を抑え、肌の新陳代謝を鈍らせて肌質を悪化させます。このように肌細胞の新陳代謝が落ちると、肌は荒れていきます。

肌荒れを防いで肌をきれいに保つ方法については、タンパク質を一度にたくさん食べないようにすること、便秘を改善すること、善玉菌優位の腸内フローラを形成することで、悪玉菌を減らして腐敗産物の産生を減らすことなどが挙げられま

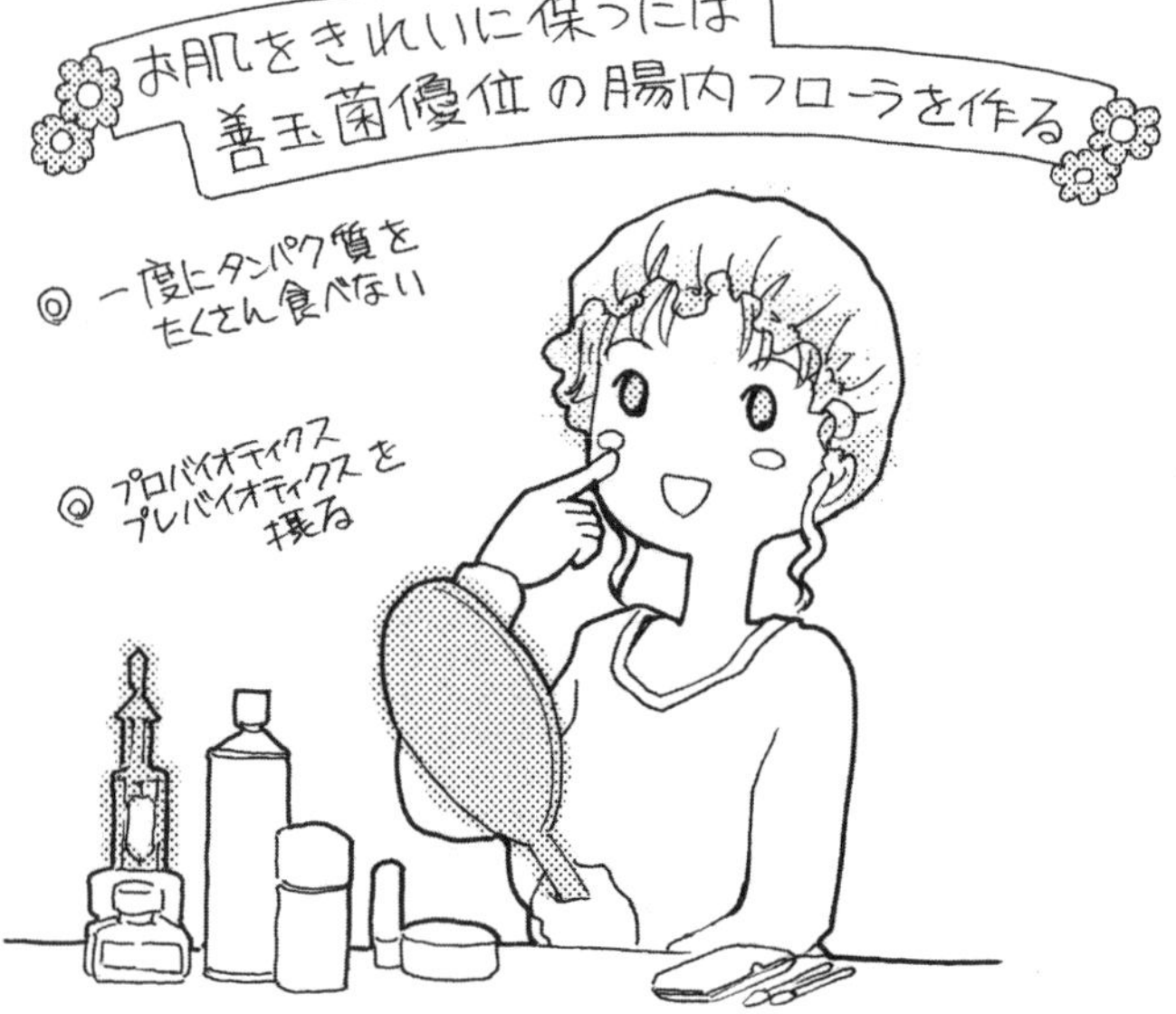
お肌をきれいに保つには
善玉菌優位の腸内フローラを作る
◎一度にタンパク質を
たくさん食べない
◎プロバイオティクス
プレバイオティクスを
摂る

す。特に、腐敗産物の減少が確認されているプロバイオティクスやプレバイオティクスを摂取することがよいでしょう。

(3) 腸管バリア機能の破綻とアレルギー

第1章で触れましたが、腸管バリア機能は、病原性菌やウィルス、有害物質などの異物を体内に侵入させないための大切な防御機構です。バリア機能が破綻すると、異物が腸から体内に漏れやすくなる状態を意味するリーキーガットになります（**図13**）。

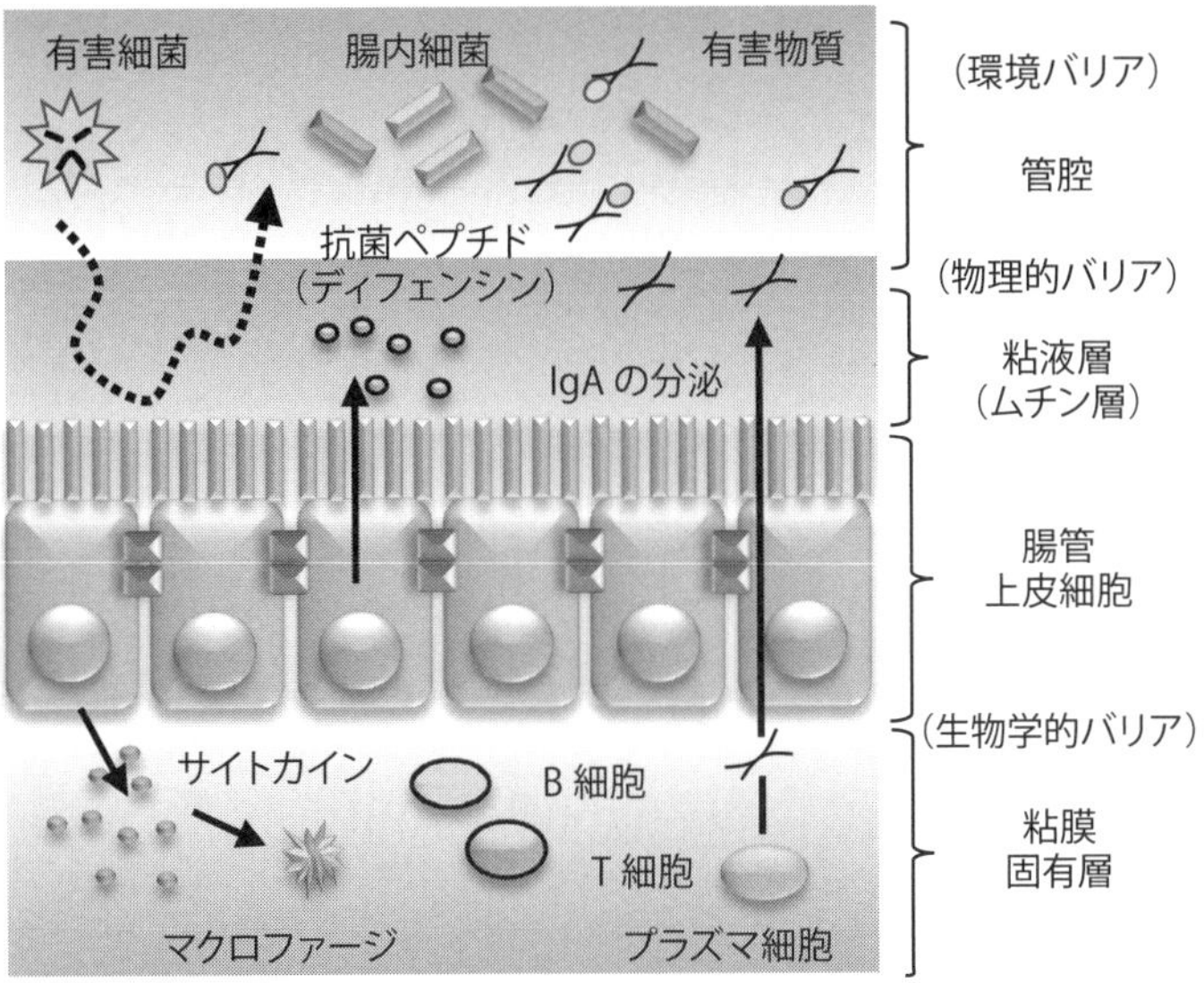

図 13-1　正常な腸管バリア機能とリーキーガット

リーキーガットとは「漏れやすい」の英単語である「leaky（リーキー）」と「腸」を意味する英単語である「gut（ガット）」を組み合わせた言葉です。リーキーガット自体は痛みを伴う病気ではありませんが、その状態が続くと、免疫力の低下やアレルギーの発症、認知症の促進、過敏性腸症候群などの原因になります。

腸内フローラはこのバリア機能の維持や破綻に大きく関与しています。

腸内フローラが乱れ、悪玉菌が多くなると、腐敗産物が多くなります。腐

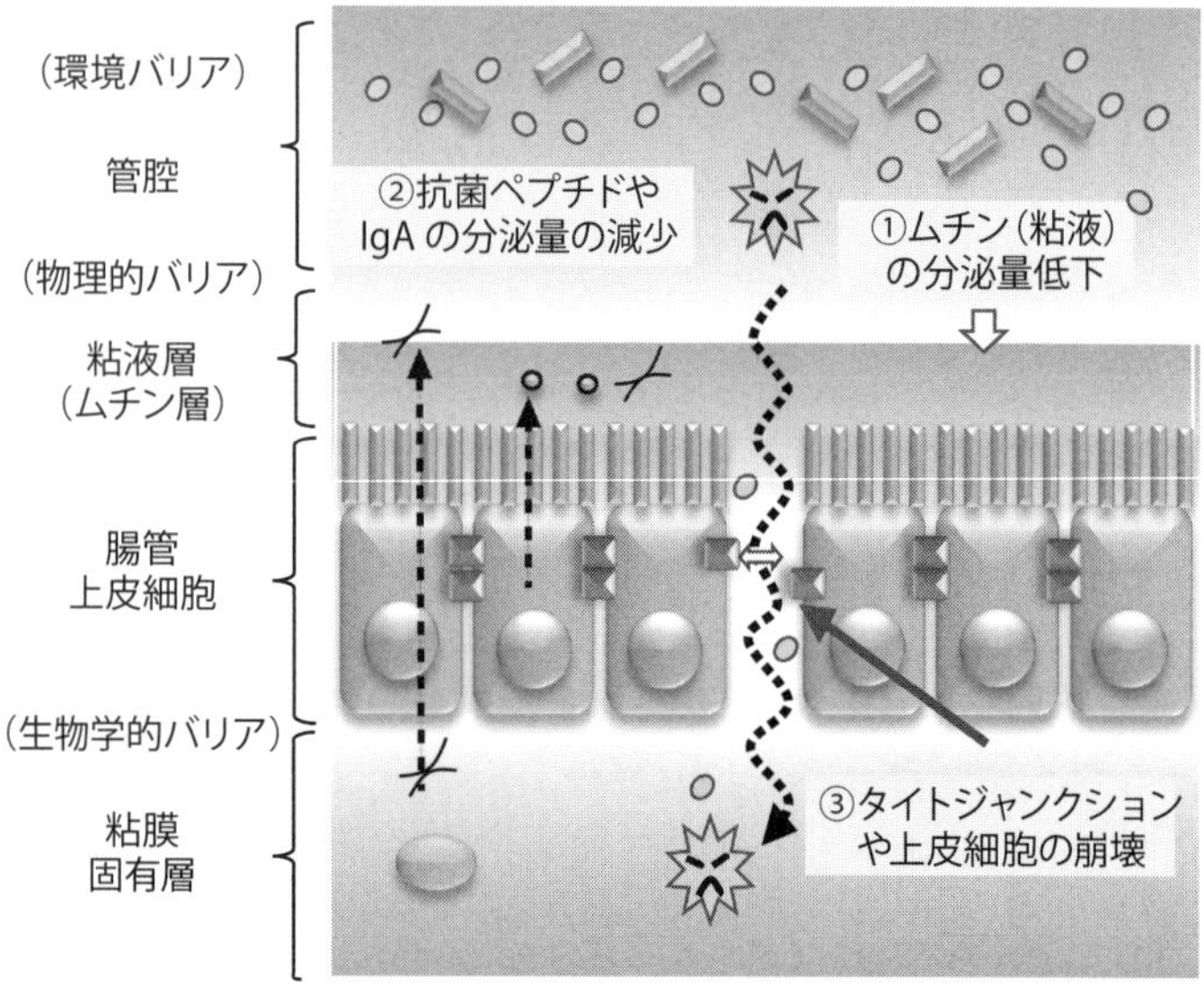

図 13-2　腸管バリア機能が失われたリーキーガット

敗産物であるパラクレゾールは腸管細胞に働きかけて、腸管バリアを傷つけます。そして、腸管バリアが傷ついた状態では、アレルゲンや、悪玉菌が出すＬＰＳが体内に入りやすくなり、アレルギーの発症や、様々な炎症反応を促します。

一方、善玉菌優位な腸内環境では、善玉菌やその代謝産物が腸のバリア機能を強化します。乳酸菌やビフィズス菌の一部は、免疫細胞に直接働きかけて、免疫機能を向上させ、アッカーマンシア菌はムチンの分泌を促す作用を持っています。腸内細菌の代謝産物である短鎖脂肪酸は、酸性の腸内環境を作るだけでなく、ムチンの分泌を促す働きをします。

また、短鎖脂肪酸は免疫グロブリンA抗体（IgA）を分泌させ、悪玉菌の増殖を抑えます。

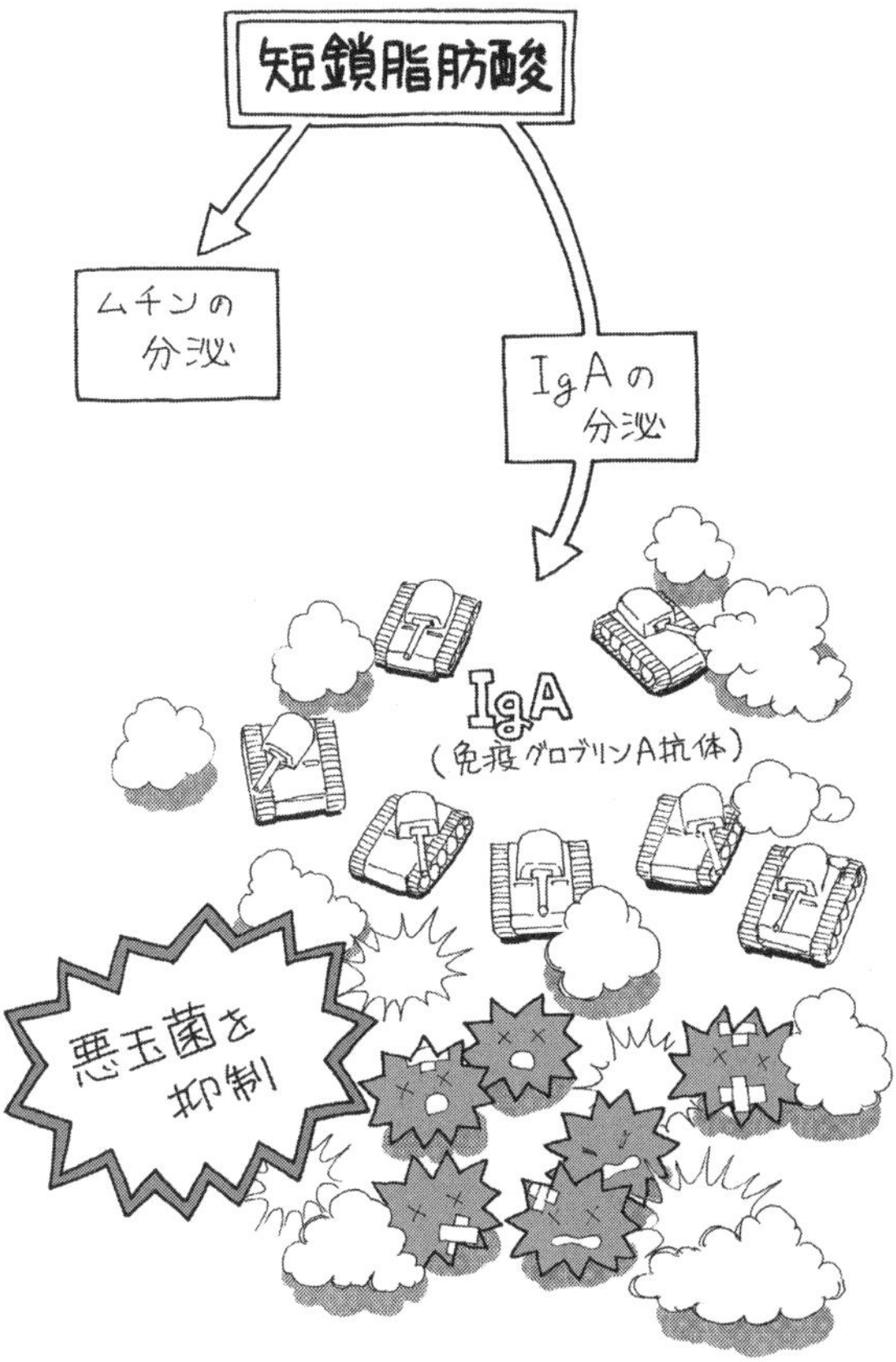

（4）炎症性腸疾患

炎症性腸疾患は、自身の免疫細胞が腸管細胞を攻撃してしまうことで腸に炎症を引き起こす病気で、下痢や腹痛、血便などの症状が現れます。

炎症性腸疾患は潰瘍性大腸炎とクローン病の2種類に分けられますが、いずれも患者数は増加傾向にあります。

炎症性疾患の人は腸内フローラのバランスが崩れて、善玉菌が減少し、悪玉菌が増加することが報告されています。特に、酪酸産生菌（*Faecalibacterium prausnitzii*）が減少し、ルミノコッカス菌（*Rumminococcus gnavus*）が増加する傾向があるとされています。

このルミノコッカス菌は腸管バリア機能の粘液を分解し、腸管バリア機能を低下させることがわかっています。

一方、酪酸菌が作る酪酸はアレルギー症状を緩和させますので、酪酸菌の減少はアレルギー症状の悪化につながります。

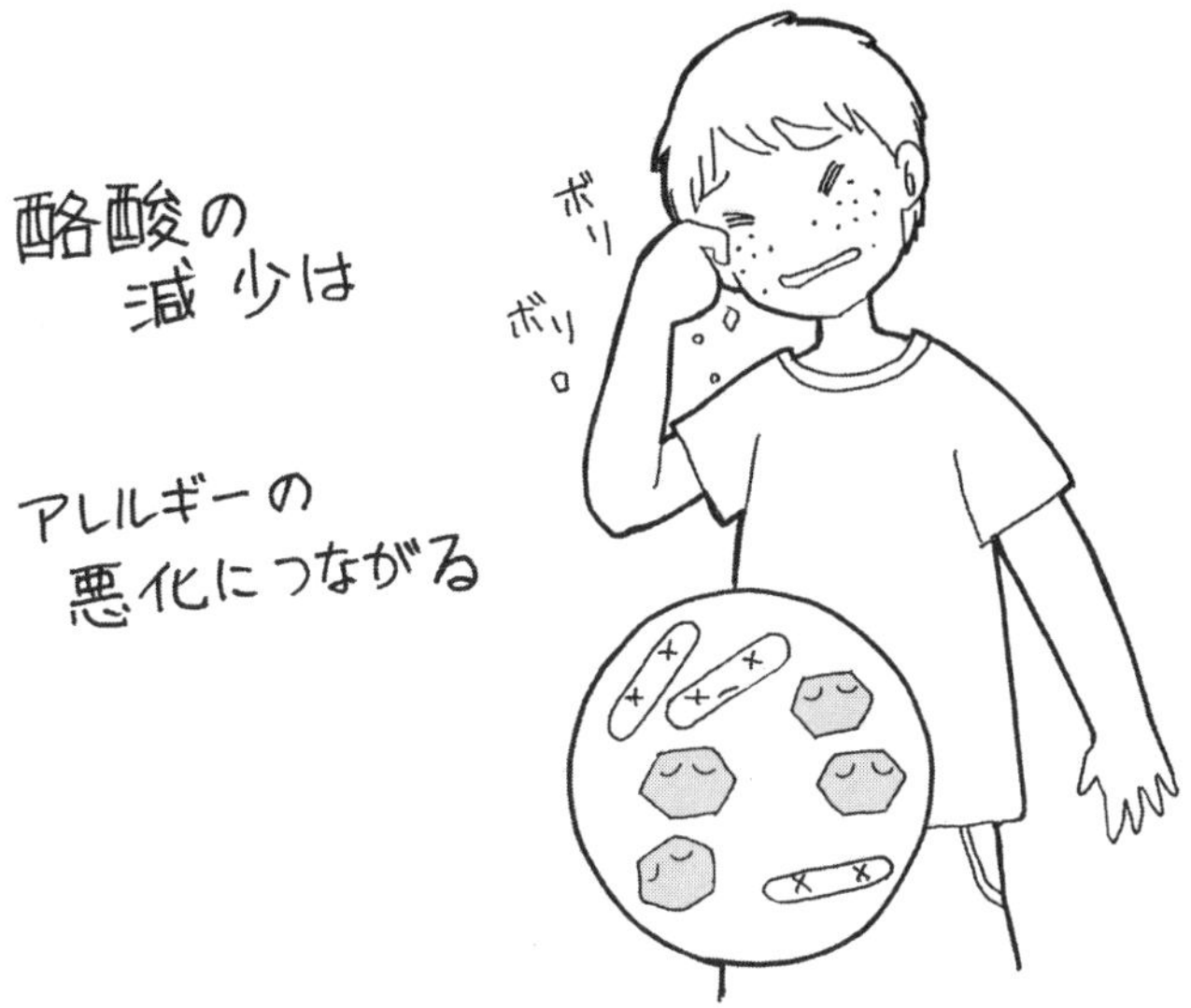
酪酸の減少は
アレルギーの悪化につながる
ボリ
ボリ

（5）過敏性腸症候群や小腸内細菌異常増殖症（ＳＩＢＯ）

心理的なストレスなどによって下痢、便秘を繰り返したり、腹部に異常な膨満感や痛みを感じる人は、過敏性腸症候群や小腸内細菌異常増殖症（Small Intestinal Bacterial Overgrowth, 以下、ＳＩＢＯ）を患っているかもしれません。

過敏性腸症候群は、心理的なストレスなどによって腹痛や下痢、便秘を起こす病気です。ＳＩＢＯは、文字通り小腸に存在する細菌が異常増殖する病気で、胃腸の機能低下に伴った胃酸や胆汁の分泌量の減少、腸の蠕動運動の低下などが原因とされています。小腸内で細菌が異常増殖すると、細菌が作るガスが小腸内に蓄積し、腹部の膨満感や不快感を引き起こします。

ＳＩＢＯは、過敏性腸症候群の人に多くみられることがわかっています。過敏性腸症候群は、日本人の10〜15％が患っている現代病の一つですが、過敏性腸症候群の人の20〜80％がＳＩＢＯを併発していると言われています。

腸内フローラを介したトラブルの多くは、善玉菌であるプロバイオティクスや食物繊維などのプレバイオティクスが効果を示しますが、ＳＩＢＯの人は、小腸の細菌を減らす必要がありますので、低フォドマップ食によって腸をリセットすることをおすすめします。

フォドマップとは、小腸で吸収されにくい発酵性の糖質の総称（Fermentable Oligo-saccharides, Disaccharides, Monosaccharides And Polyols（FODMAP））を表す言葉です。つまり、低フォドマップ食とは、小腸の細菌のエサにならない食事を意味します。

この低フォドマップ食によって症状が改善するようであれば、少しずつ元の食事に戻していき、腸の不調の原因になっている食物を突き止め、食事から取り除くようにしましょ

頭文字		英語	分類
F		Fermentable	発酵性の糖質
O		Oligosaccharides	オリゴ糖
D		Disaccharides	二糖類
M		Monosaccharides	単糖類
A	And		
P		Polyols	ポリオール（ソルビトール、キシリトールなど）

う。ただし、ＳＩＢＯが治ってからも、極端な低フォドマップ食を続けていると、大腸の腸内フローラが乱れる恐れがありますので注意が必要です。

　また、最近では、乳酸菌の一種であるカゼイシロタ株が心理的なストレスを緩和する効果を持つことが報告されていますので、心理的なストレスが原因である場合にはこのようなプロバイオティクスが有効かもしれません。

SIBO（小腸内細菌異常増殖症）の人は 低フォドマップ食で腸をリセット

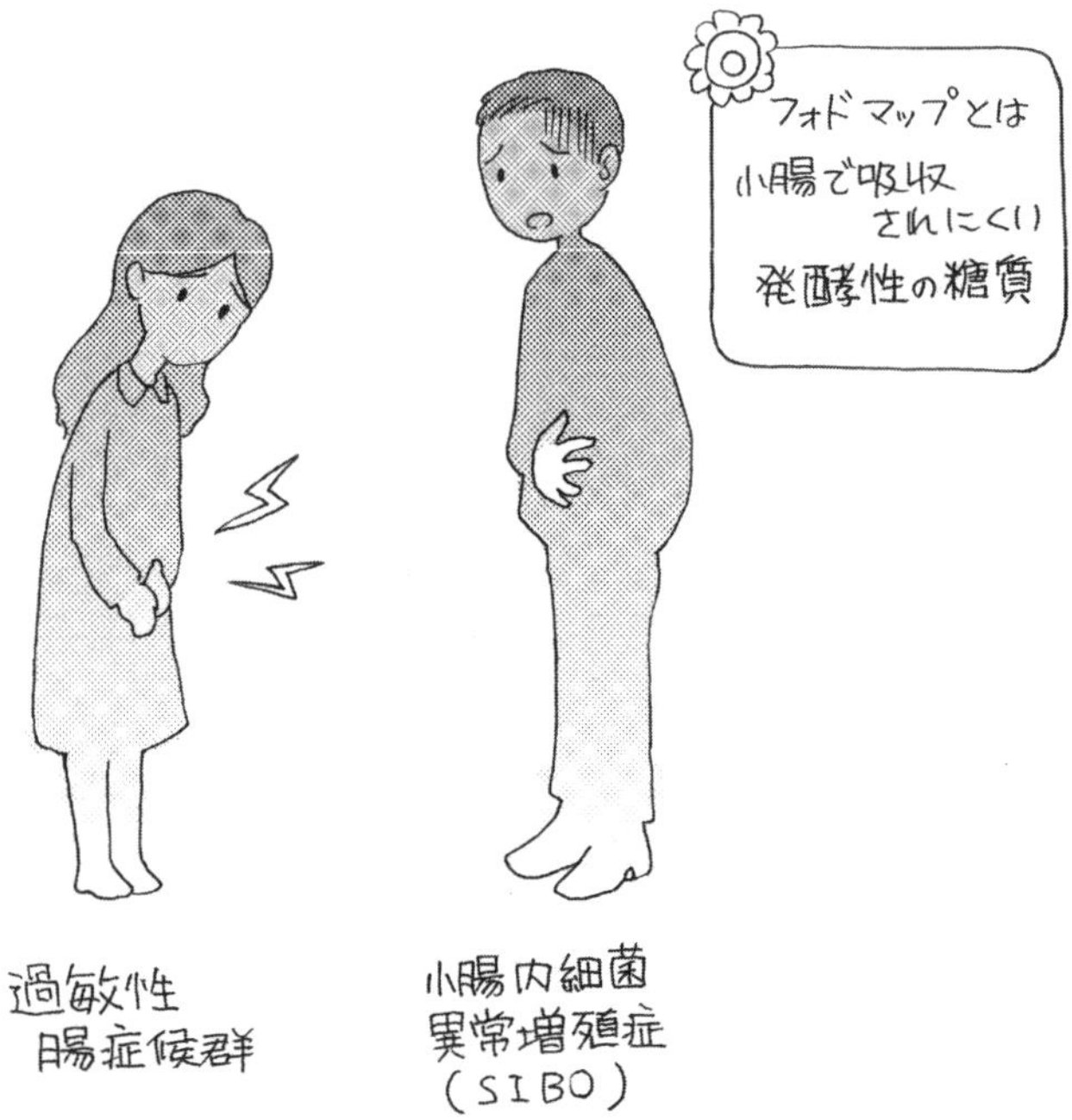

低フォドマップ食

- もやし
- ピーマン
- ニンジン
- 豆腐
- テンペ
- 米
- 玄米
- ジャガイモ
- バナナ
- いちご
- ぶどう
- メロン
- ハム
- バター
- マーガリン
- チーズ
- アーモンド
- カシューナッツ
- ベーコン

など

（6）認知症

認知症は、老化などの後天的な要因によって脳の認知機能が低下し、日常生活に支障をきたしてしまう状態のことを言いますが、認知症も腸内フローラと密接に関係しています。国立長寿医療研究センターの研究では、認知症の患者と、健常者の腸内フローラを比較したところ、認知症の患者はバクテロイデス菌が少なく、不明な細菌の割合が増えることが明らかにされています。また、便に含まれている腸内細菌の代謝産物と認知症との関連性についても研究されており、認知症の人はアンモニアやパラクレゾールといった腐敗産物が増加し、善玉菌が作る乳酸が減少する傾向が見いだされています。

アルツハイマー型の認知症の発症や進行に関係する重要なタンパク質として、アミロイドβがあります。アミロイドβは脳内で作られるたんぱく質で、健康であれば短期間で分解・除去されますが、アミロイドβの生成量が分解・除去を上回り、アミロイドβ同士が凝集してしまうと脳に蓄積されて神経細胞に異常が起き、認知症は進んでしまいます。

バクテロイデス菌は短鎖脂肪酸を産生する能力に優れていますが、短鎖脂肪酸はアミロイドβの凝集を妨げることが報告されています。

認知症を防ぐには

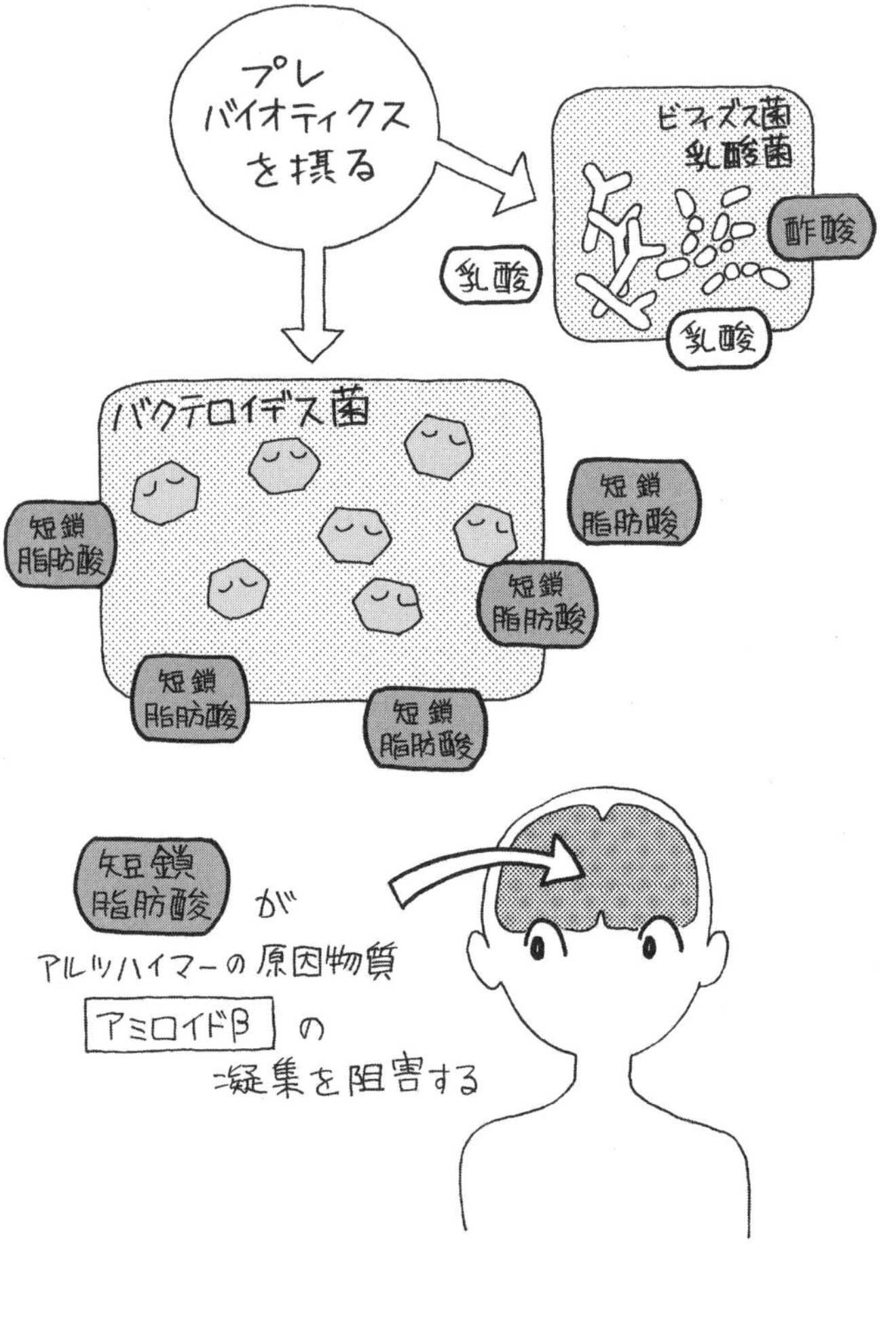

プレ
バイオティクス
を摂る
ビフィズス菌
乳酸菌
酢酸
乳酸
乳酸
バクテロイデス菌
短鎖
脂肪酸
短鎖
脂肪酸
短鎖
脂肪酸
短鎖
脂肪酸
短鎖
脂肪酸
短鎖
脂肪酸
が
アルツハイマーの原因物質
アミロイドβ の
凝集を阻害する

そのため、認知症を防ぐためには、プレバイオティクスを摂取することで、バクテロイデス菌を増やすことにより、短鎖脂肪酸を増やして善玉菌優位な腸内環境を作り、悪玉菌による腐敗産物の産生を抑えるとともに、乳酸菌やビフィズス菌などが産生する乳酸を増やす必要があります。また、酪酸は炎症を抑え、老化に伴った認知機能の低下を抑制することが報告されているため、酪酸菌の摂取も有効かもしれません。

（7）肥満やⅡ型糖尿病

肥満状態が続くとⅡ型糖尿病になるリスクが高まります。

肥満は、これまで暴飲暴食や遺伝的要因が主な原因とされてきたのですが、腸内フローラのバランスも密接に関係していることがわかっています。

脂肪分の過剰摂取は、バクテロイデス菌を減らし、ファーミキューテス類の菌を増やしまうことがジェフリー・ゴードン博士らによって発見されています。彼らは、肥満マウスではファーミキューテス菌が多く、バクテロイデス菌が少ない傾向にあり、非肥満マウスでは逆にファーミキューテス菌が少なく、バクテロイデス菌が多い傾向であることを見い

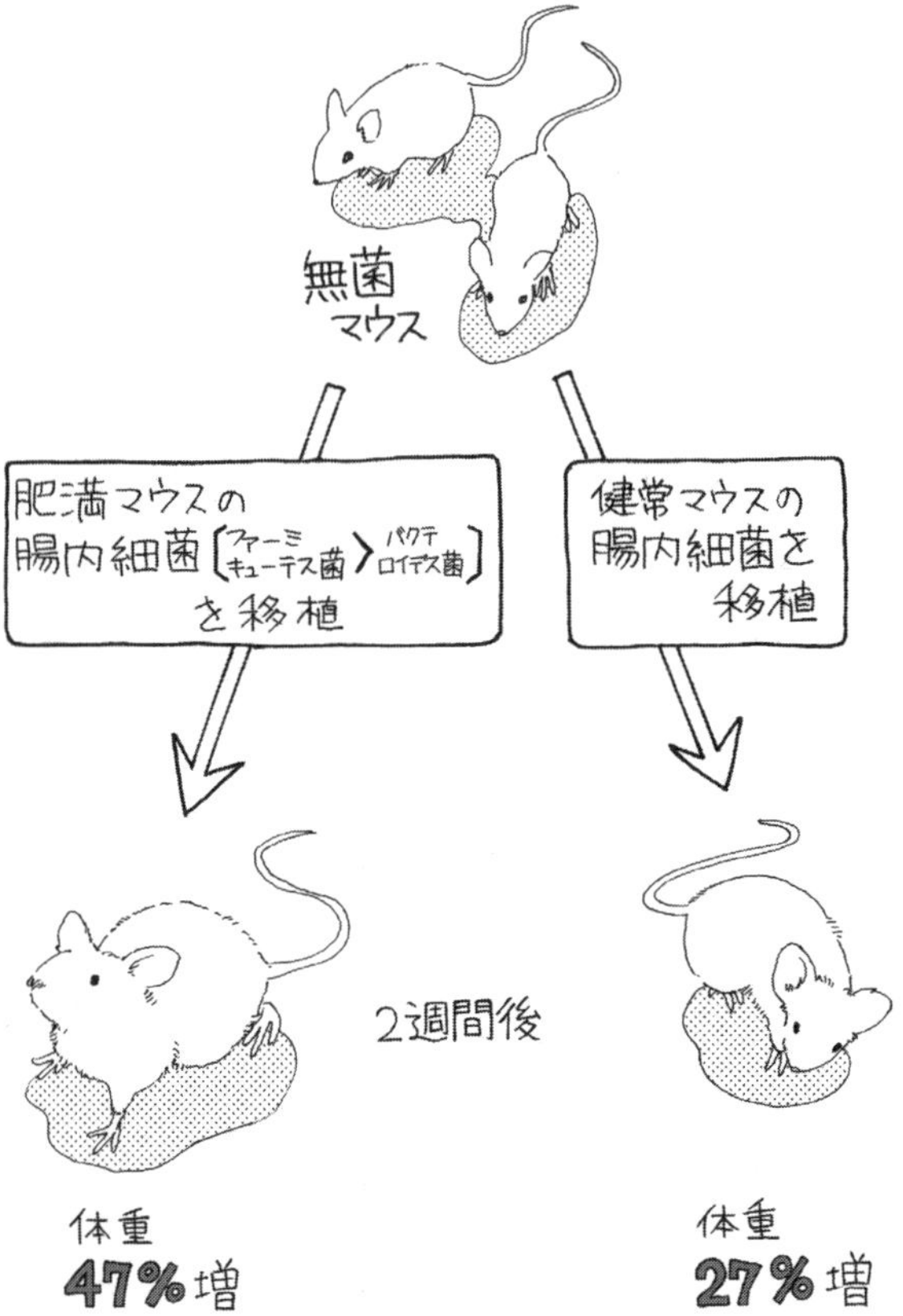

だしています。さらに、腸内細菌が存在しない無菌マウスに肥満マウスの腸内フローラを移植した時には肥満化し、非肥満マウスの腸内フローラを移植した時には肥満化しなかったことから、現在では、ファーミキューテス菌はデブ菌、バクテロイデス菌はヤセ菌と呼ばれています。また、肥満になると脂肪細胞が

慢性的な炎症反応を起こすようになりますが、悪玉菌由来のＬＰＳが体内に吸収されると、この炎症反応は進み、肥満化をさらに加速させることもわかっています。

腸内フローラと2型糖尿病の関係については、２型糖尿病患者を対象とした大規模なコホート研究がヨーロッパと中国で行われています。

コホート研究とは、今回のように2型糖尿患者や、同じ地域に住んでいる人達というように同じ素因を持つ人の集団を対象にして、その人達がどのような疾病になりやすいかなどの健康状態を観察して、様々な要因との関連性を明らかにしようとする研究です。

研究の結果、２型糖尿病患者は酪酸産生菌が少なく、悪玉菌が多いこと、さらには、酪酸などの短鎖脂肪酸が少ないことが判明しています。

これらのことから、肥満の予防・改善や2型糖尿病を予防するためには、酪酸菌を増やすプレバイオティクスを摂取して善玉菌を増やし、短鎖脂肪酸を作ることが重要です。腸内で作られた短鎖脂肪酸は、体内に吸収された後に脂肪組織に働きかけて脂肪の蓄積を抑えます。

動脈硬化やII型糖尿病につながる肥満の予防・改善

プレバイオティクスを摂る

⇩

善玉菌を増やす

⇩

短鎖脂肪酸を増やす

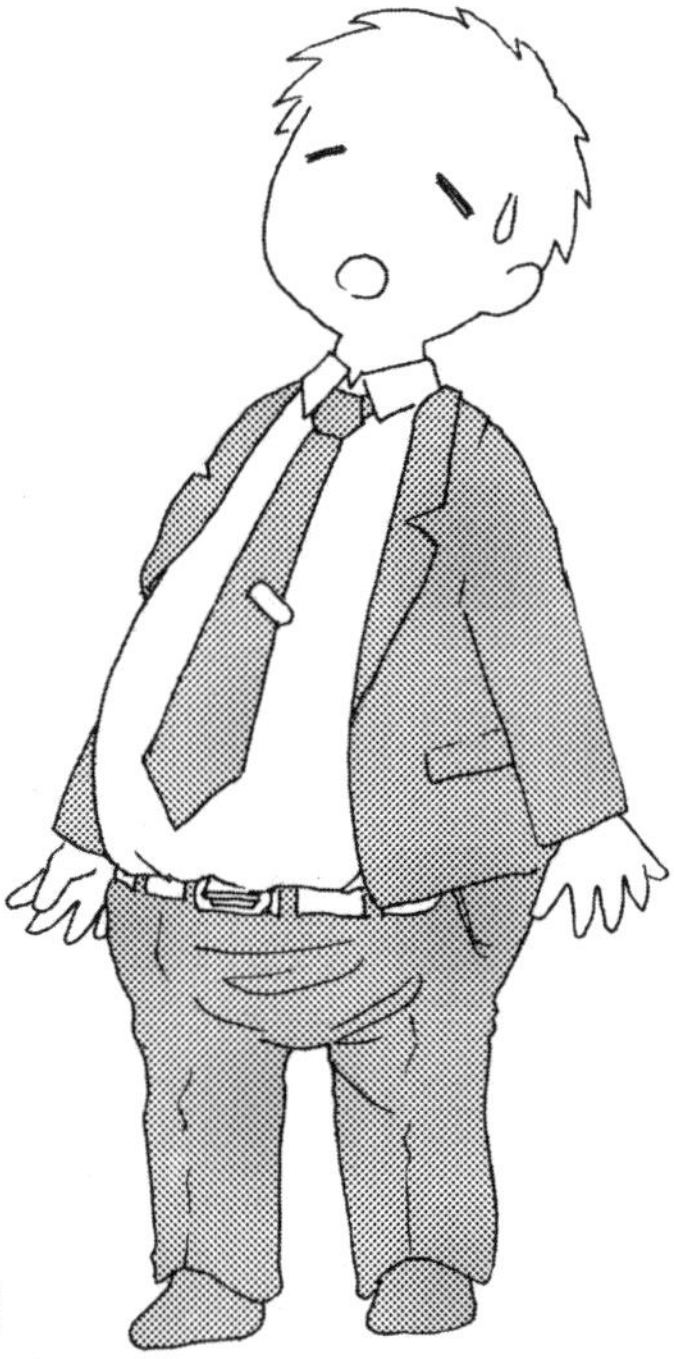

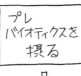

短鎖脂肪酸が

脂肪の蓄積を抑制

（８）腎臓病

腎臓には、体内の老廃物や水分、塩分などを尿として排泄することで、体の中の水分量やナトリウム、カリウムといったイオンバランスを適正に保ったり、血液のpHを調節したり、体内を常に最適な環境にする機能があります。そのため、腎臓の働きが悪くなると、水分やミネラルバランスが調整できなくなり、体がむくんだり、さらに、深刻な状態では、体内の老廃物や尿毒素、余分な水分が排泄できなくなります。

腸内フローラが悪玉菌優位になると、悪玉菌が腐敗産物を作ります。腐敗産物として作り出されたインドールやパラクレゾール、トリメチルアミンは体内に入ると、肝臓で尿毒素（インドキシル硫酸，パラクレシル硫酸，トリメチルアミンN‐オキシド）に代謝されます。尿毒素は腎臓病になると体内に蓄積され、慢性腎臓病の進行を促すだけでなく、尿毒症や心血管疾患など、様々な健康問題を生じさせます。

また、腎臓機能が弱ると、当然ながら毒素の排泄機能が弱まるため、血中のＬＰＳ量は増加し、エンドトキシン血症を引き起こすリスクも高まります（血中のＬＰＳはエンドトキシン（内毒素）とも呼ばれています）。

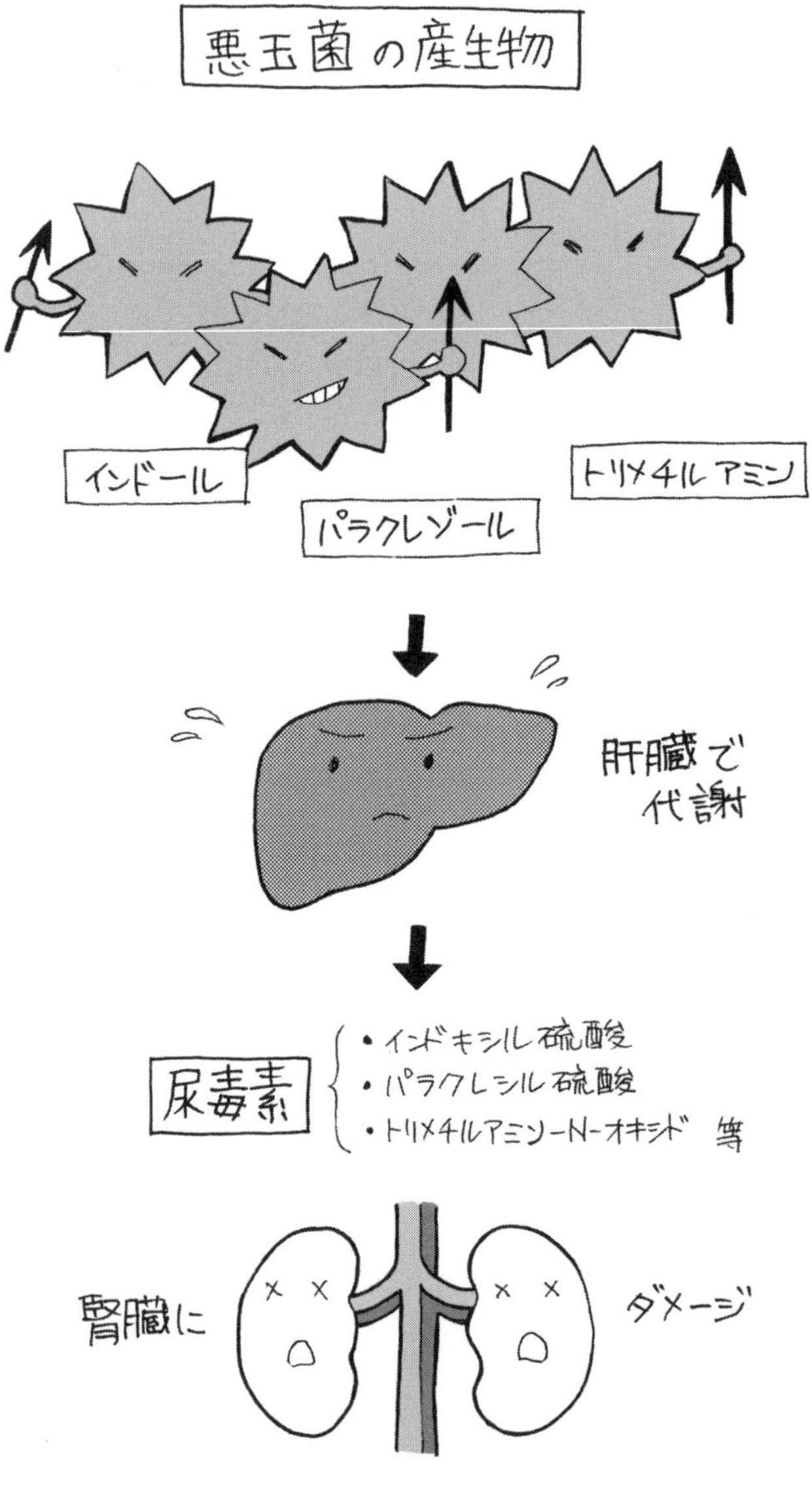
悪玉菌の産生物
インドール
パラクレゾール
トリメチルアミン
肝臓で
代謝
尿毒素
・インドキシル硫酸
・パラクレシル硫酸
・トリメチルアミン-N-オキシド 等
腎臓に
ダメージ

プロバイオティクスやプレバイオティクスの摂取で腸内フローラが善玉菌優位になると、悪玉菌の増殖は抑えられ、腐敗産物の産生量が減り、腎臓への負担は減少します。

⑼　動脈硬化

動脈硬化症は、脂質異常や肥満、糖尿病、高血圧、喫煙によって生じる血管が狭く硬くなる病気で、心筋梗塞や脳梗塞を引き起こすなど、重度の健康リスクにつながる可能性があります。

心筋梗塞などを患っている人の便には、健常者よりも大腸菌由来のＬＰＳが多く含まれていることが明らかとなっています。大腸菌由来のＬＰＳは、体内に取り込まれた後、血管内で炎症を起こし、動脈硬化を進行させます。一方で、バクテロイデス菌のＬＰＳは大腸菌のＬＰＳの炎症反応を抑えることもつきとめられています。また、リン脂質などのコリン成分から作られるトリメチルアミンは、体内に吸収された後に肝臓で代謝されてトリメチルアミン‐Ｎ‐オキシド（ＴＭＡＯ）に変換されますが、このＴＭＡＯの血中濃度が高まると心血管疾患を患いやすいことが報告されています。前述の通り、バクテロイデス

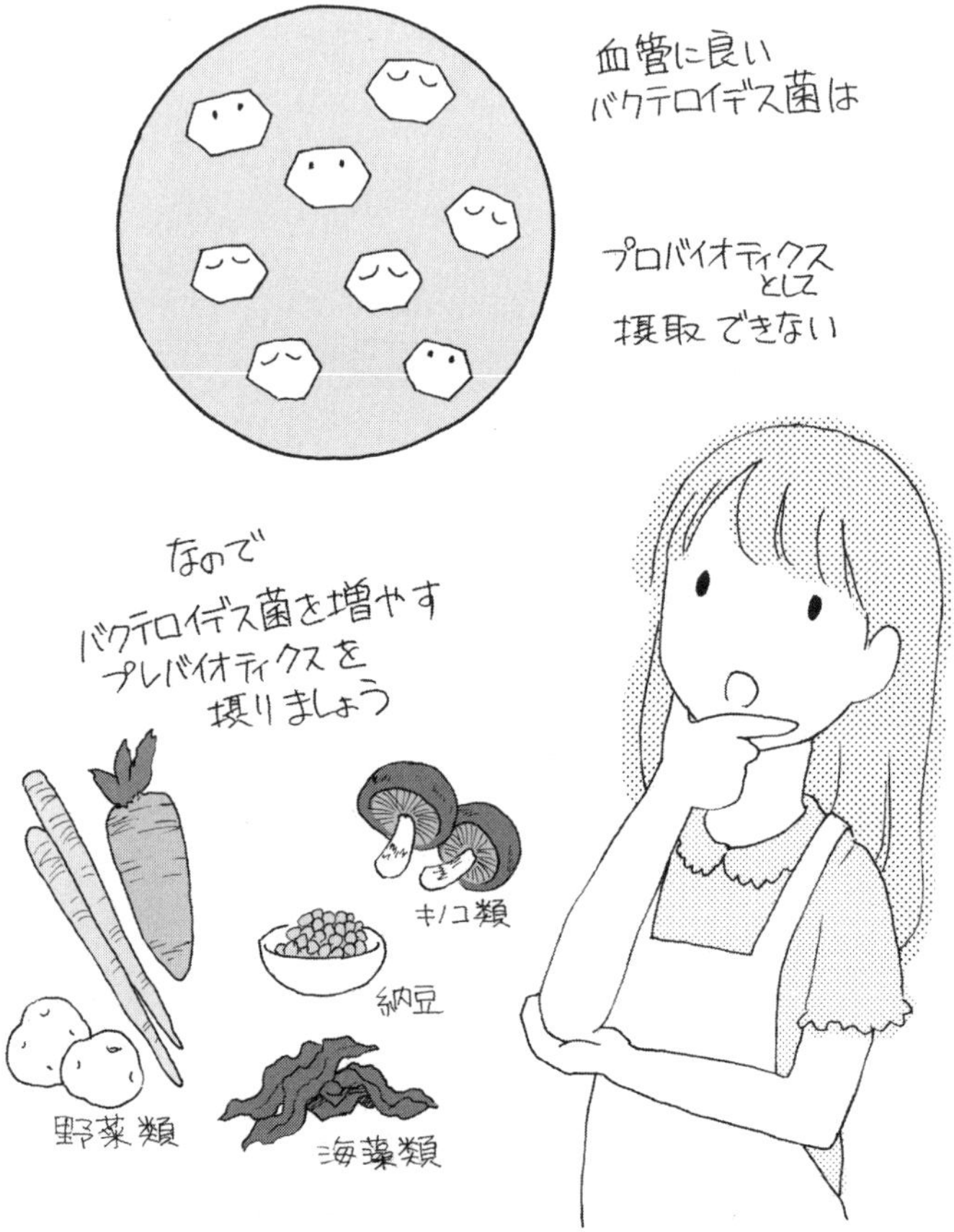

血管に良い
バクテロイデス菌は
プロバイオティクス
として
摂取できない
なので
バクテロイデス菌を増やす
プレバイオティクスを
摂りましょう
キノコ類
納豆
野菜類
海藻類

菌はプロバイオティクスとして摂取できませんので、動脈硬化を進行させないためには、バクテロイデス菌を増やすプレバイオティクスを摂取することを心掛けましょう。

⑽ ガン

腸内の悪玉菌が作る二次胆汁酸であるデオキシコール酸やリトコール酸は、ガンを引き起こす成分であると報告されています。デオキシコール酸は大腸がんや肝がん、リトコール酸は大腸がんの発生にそれぞれ関係しています。これらの悪玉胆汁酸の産生量は、悪玉菌のクロストリジウムの減少に伴って減少しますので、プロバイオティクスやプレバイオティクスを摂取して悪玉菌を少ない状態に保つことが大腸がんや肝がんの予防に有効です。

⑾ 高血圧

高血圧とは、血圧が正常範囲を超えて高く維持されている状態のことで、高血圧症は、塩分の摂りすぎや過食などによって起こる病気です。自覚症状があまり見られないものの、脳卒中を始めとした様々な合併症の原因となる非常に怖い病気の一つです。

腸内フローラが高血圧に直接悪い影響を与えているかについても定かではありませんが、高血圧になると腸内フローラが変化することが報告されています。

一方、腸内フローラが高血圧を予防したり、改善する働きについても調べられており、乳酸菌や腸内細菌代謝物である短鎖脂肪酸は、血圧を調整する作用を持つことが報告されています。乳酸菌の一種である *Lactobacillus helveticus* は、ラクトトリペプチドを産生するのですが、このペプチドは血管収縮作用を持つアンジオテンシン変換酵素を阻害することで、血圧降下作用を発揮します。また、短鎖脂肪酸は、体内にある血圧を調節する受容体に結合することによって血圧を調整する働きを持っています。

その他にも、うつなど心理的ストレスなどの脳に関わる

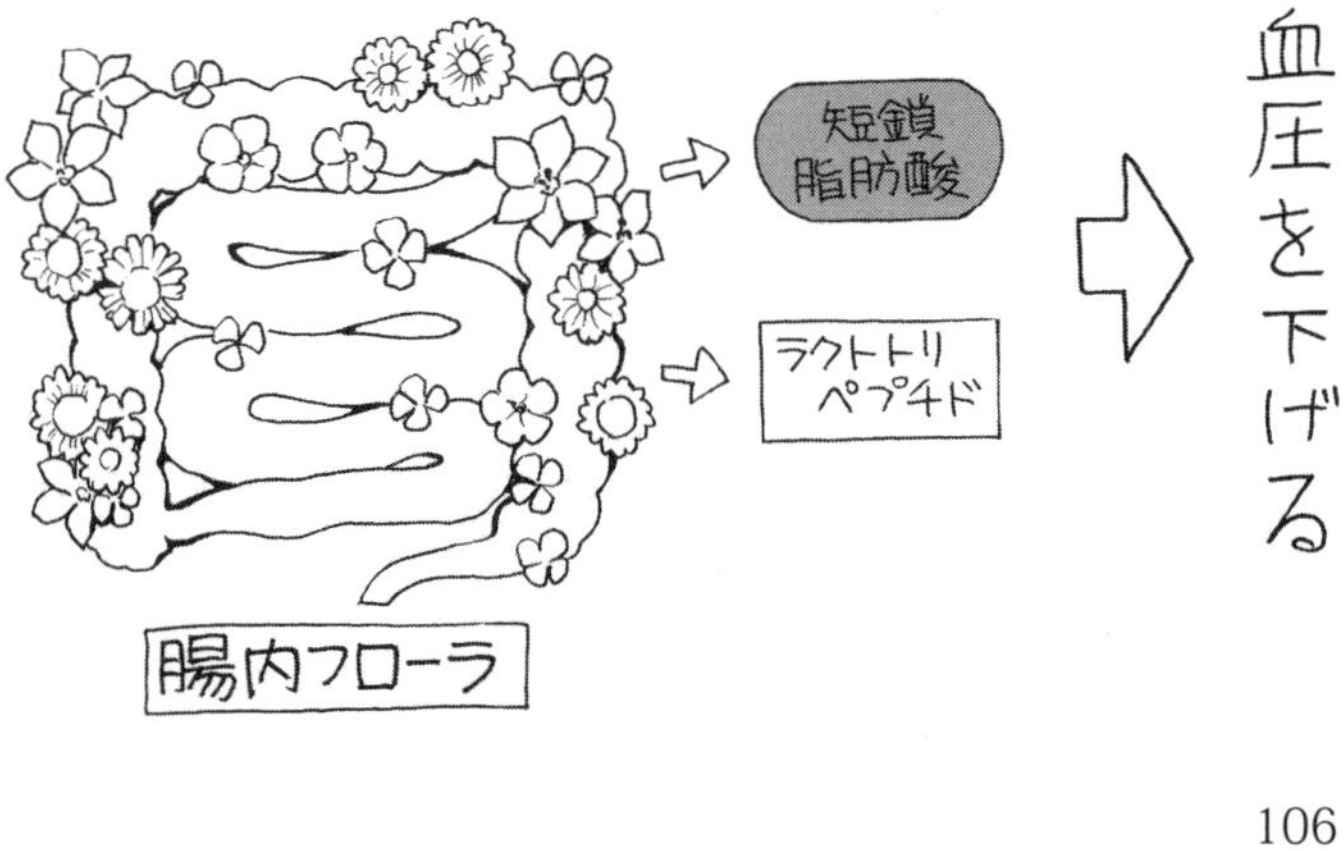

病気や、パーキンソン病などの神経疾患にも腸内細菌が深く関係していることが明らかとなっています。これらの疾患も善玉菌優位の腸内環境を維持することで改善できますので、気になる方には血圧を下げる働きを持つプロバイオティクスや、短鎖脂肪酸を増やすプレバイオティクスの摂取をおすすめします。

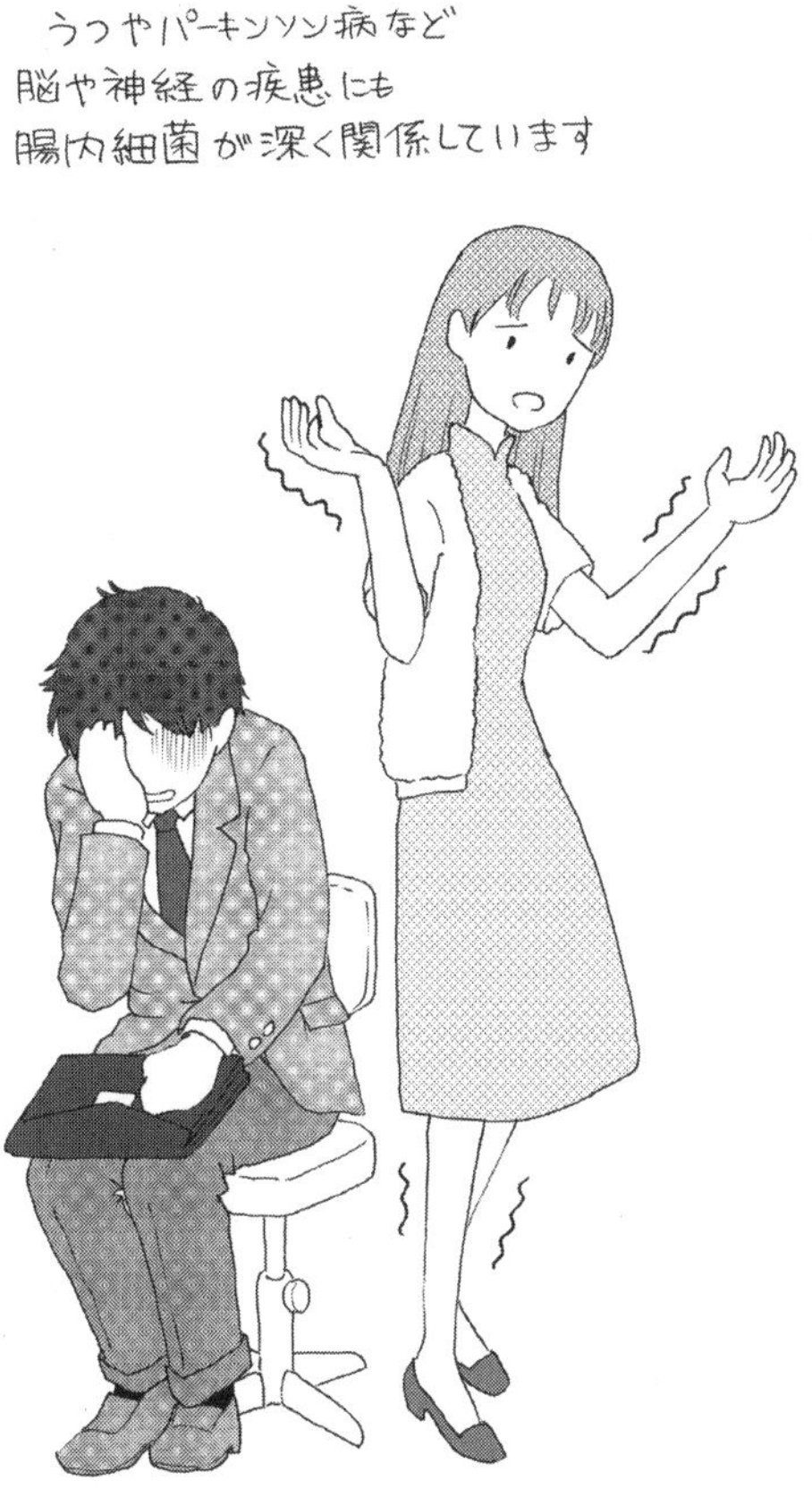
うつやパーキンソン病など
脳や神経の疾患にも
腸内細菌が深く関係しています

第4章　腸内フローラを整える食べ物

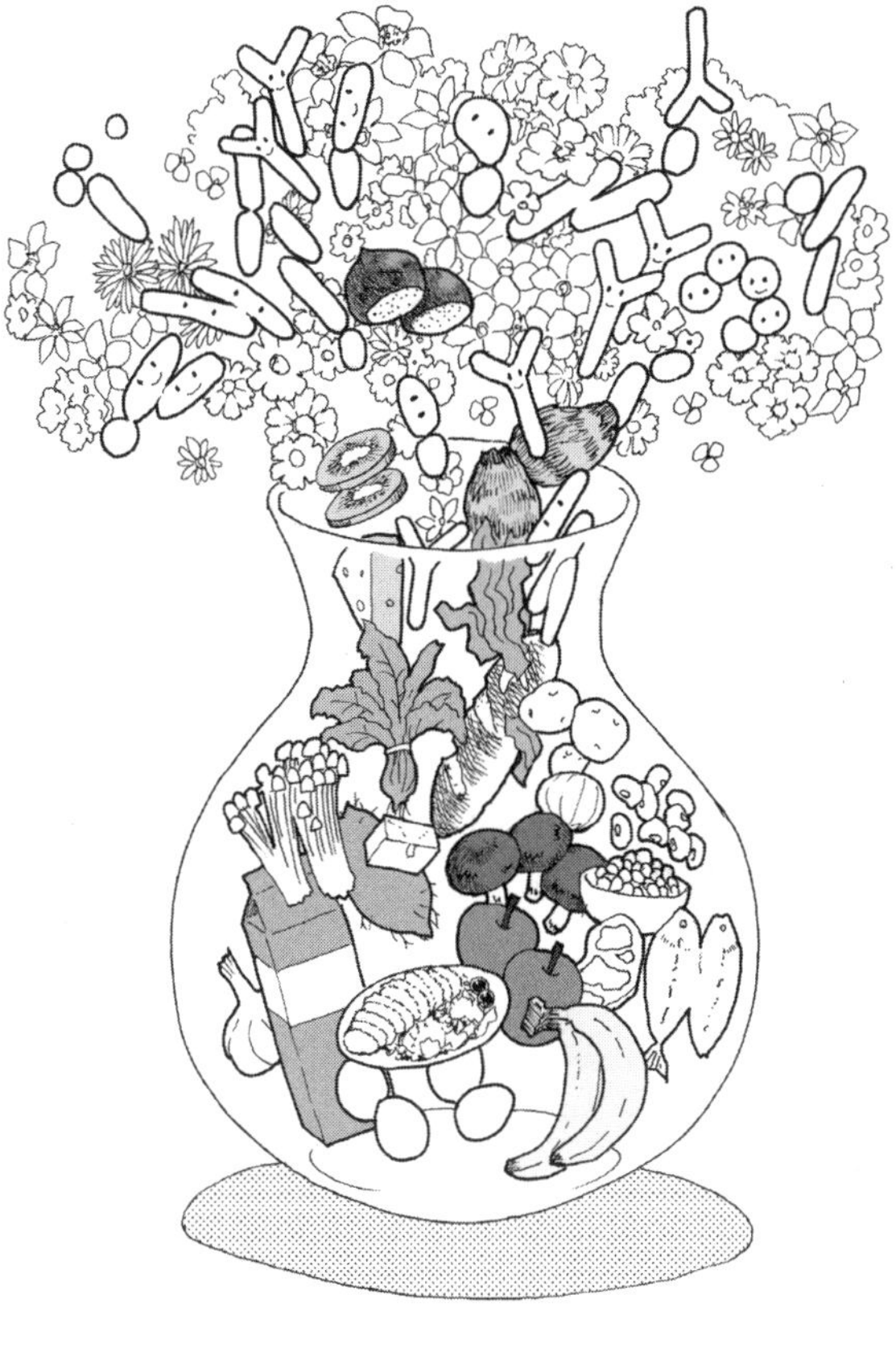

腸内フローラを整えるためには善玉菌を増やすとともに腸内細菌に健康に良い成分をつくらせて、悪い成分を作らせないことが大事です。そのためのプロバイオティクス、プレバイオティクス、シンバイオティクスについて学びます。

腸内フローラを整える食べ物

腸内フローラを整えるためには、善玉菌の割合を増やして悪玉菌を少なくすることはもちろん大切ですが、腸内細菌に健康によい成分（発酵産物）を作らせて、健康に好ましくない成分（腐敗産物）を作らせないことも、とても重要です。

腸内細菌は、食物やその消化物を原料にして、様々な成分を作るため、食生活が乱れると、簡単に腸内フローラは乱れてしまいます。前述した通り、タンパク質や脂肪を過剰に摂取すると、腸内で消化しきれずに大腸に移行して悪玉菌が腐敗産物を作ってしまいます。

腸内フローラを整えるためには、これらの栄養素の摂取をなるべく適量にすることが望ましいのですが、実際は近年から続く食の欧米化や、筋肉を増やす目的でタンパク質を摂取する機会が多くなっていますので、なかなか簡単ではありません。その時に役立つのが、プロバイオティクスやプレバイオティクスなどの腸内フローラを積極的に整える食べ物です。

プロバイオティクスは善玉菌ですので、腸内フローラの善玉菌を増やすために有効ですが、それで全て解決ということではありません。

短鎖脂肪酸や水素ガスなど健康に良い成分を腸内細菌に作ってもらうためにはプレバイオティクスの摂取が必要です。

ここでは、腸内フローラを整える食べ物について、プロバイオティクス、プレバイオティクス、そして、それらを組み合わせたシンバイオティクスなどについて説明します（**図14**）。

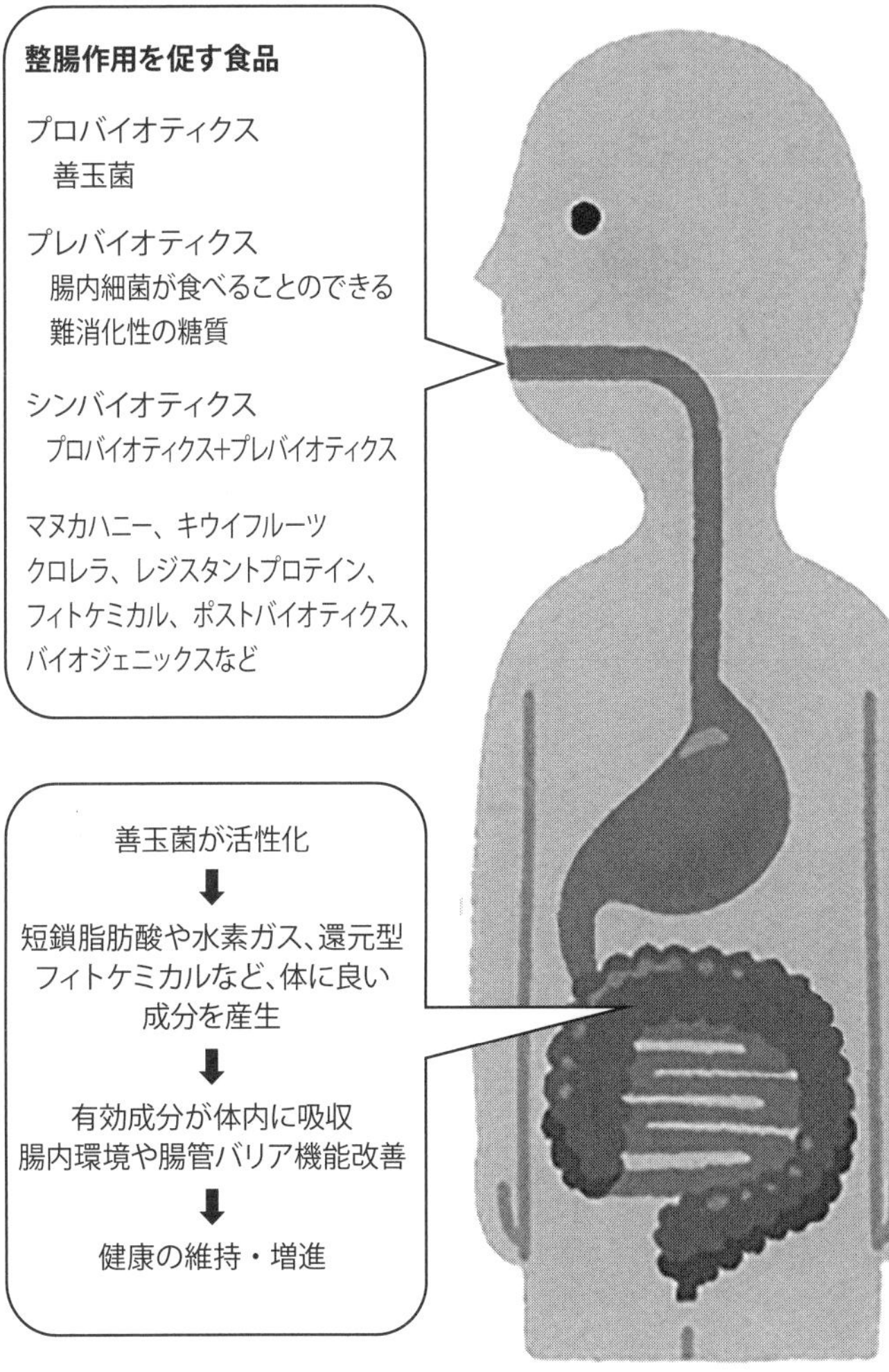
整腸作用を促す食品
プロバイオティクス
善玉菌
プレバイオティクス
腸内細菌が食べることのできる
難消化性の糖質
シンバイオティクス
プロバイオティクス+プレバイオティクス
マヌカハニー、キウイフルーツ
クロレラ、レジスタントプロテイン、
フィトケミカル、ポストバイオティクス、
バイオジェニックスなど
善玉菌が活性化
短鎖脂肪酸や水素ガス、還元型
フィトケミカルなど、体に良い
成分を産生
有効成分が体内に吸収
腸内環境や腸管バリア機能改善
健康の維持・増進

図 14　腸内細菌が作り出す成分

1　プロバイオティクス

プロバイオティクスは、善玉菌をはじめとしたヒトの健康に有益な作用を発揮する細菌のことです。ビフィズス菌や乳酸菌が有名ですが、最近では、乳酸菌の中でも特徴的な性質を持つものや、短鎖脂肪酸を作る酪酸産生菌、プロピオン酸産生菌もプロバイオティクスとして利用できるようになってきました。

(1) ビフィズス菌

生まれたばかりの赤ちゃんの腸内フローラには、お母さんから受け継いだビフィズス菌が非常に多く、さらに母乳に含まれるオリゴ糖によってビフィズス菌優位の腸内環境が保たれます。その後、離乳食や加齢、食生活などの生活習慣の乱れによってビフィズス菌は少しずつ減少していきます。そのため、ビフィズス菌をプロバイオティクスとして摂取することはとても好ましいと考えられています。

　ビフィズス菌摂取の目的は、大腸の腸内フローラを善玉菌優位に保つことです。それに伴い、悪玉菌の割合が減り、腐敗産物が作られにくくなったり、便通が改善したりします。また、ビフィズス菌は、糖質を発酵して酢酸を主に作りますが、酢酸を多く作るビフィズス菌を摂取すると、酢酸をあまり作らないビフィズス菌を摂取した場合と

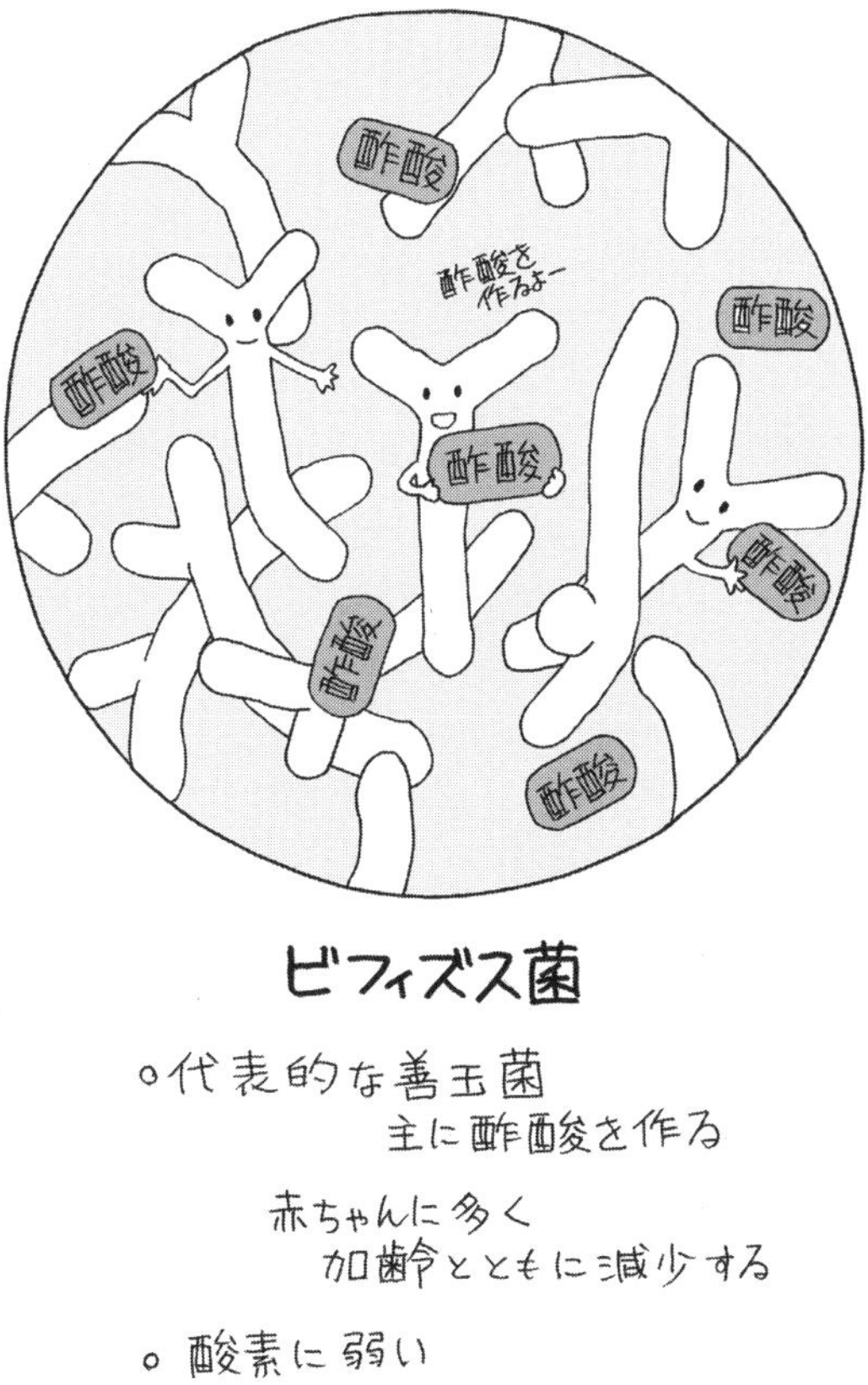
酢酸
酢酸を作るよー
酢酸
酢酸
酢酸
酢酸
酢酸
酢酸
ビフィズス菌
○代表的な善玉菌
主に酢酸を作る
赤ちゃんに多く
加齢とともに減少する
○酸素に弱い

比べて、病原性大腸菌O157の感染をより有効に防御できることが明らかとなっています。

ビフィズス菌は、酸素があると生きていけない細菌であり、一般的には胃酸などにも弱いと言われていますが、最近では胃酸に強く、生きたまま大腸まで届くビフィズス菌も発見されています。

［ビフィズス菌 BB536（*Bifidobacterium longum*）］

ビフィズス菌 BB536 は酸素や酸に強い性質を持ち、大腸まで到達することができます。日本人にとって馴染みのある細菌であり、ヨーグルトなどで摂取できます。

この細菌の注目すべき特徴の一つに、花粉やハウスダストなどによる鼻の不快感を軽減する作用を持つことが挙げられます。この理由として、血中の免疫反応を抑制するサイトカイン（インターフェロン‐γ）を増加させ、免疫バランスを調節することが関係していると考察されています。

［ビフィズス菌 MCC1274（*Bifidobacterium breve*）］

認知機能を改善するビフィズス菌も発見されています。ビフィズス菌 MCC1274 は、軽度認知障害（Mild Cognitive Impairment: ＭＣＩ）の人を含む健常な人に対して記憶力、空間認識力を改善する作用を持つことが報告されています。この理由については、酢酸を投与させた場合でも同様に空間認識力が改善することから、酢酸が関係しているのではないかと考察されています。

（2）乳酸菌

乳酸菌は、糖質を発酵して乳酸を主に作る細菌の総称です。ちなみに、ビフィズス菌も乳酸を作りますが、酢酸をより多く作るため厳密には乳酸菌には該当しません。

乳酸菌はビフィズス菌と並ぶ善玉菌として知られていますが、その性質はかなり異なっています。例えば、ビフィズス菌は酸素に弱いため、酸素濃度の低い大腸にのみ生息していますが、乳酸菌は酸素にそれほど弱くないため、小腸でも活動できます。

また、乳酸菌は腸内細菌由来だけでなく、動物や植物由来の食品（乳製品や漬物などの

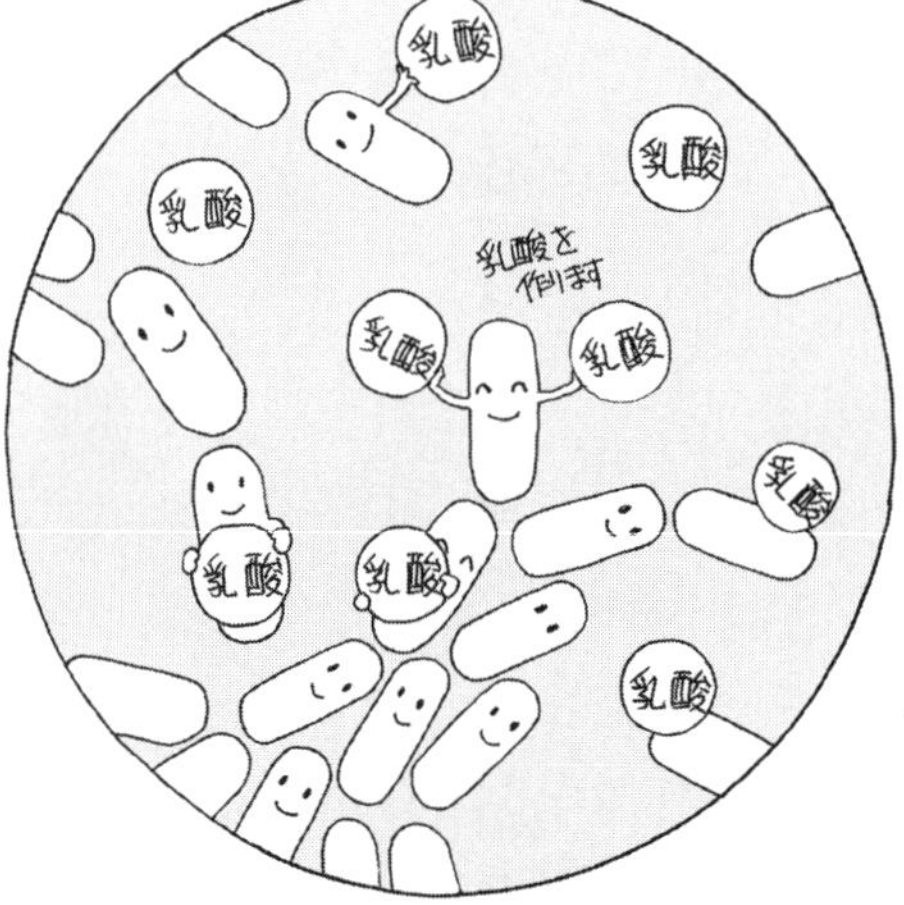

乳酸菌

○ 主に乳酸を作る
ヨーグルトや漬けものなど
様々な発酵食品に含まれている

発酵食品など）から得られたものもあり、現在では特徴的な作用を持つさまざまな乳酸菌が発見されています。ここでは、最近注目されている二つの乳酸菌についてご紹介します。

［有胞子性乳酸菌（*Bacillus coagulans*）］

乳酸菌の多くは胃酸に弱く腸まで届きませんが、外の環境から身を守るための胞子を形成して胃酸や温度が高い条件などの厳しい環境に耐えられる乳酸菌が存在します。この乳酸菌を有胞子性乳酸菌と言いますが、緑麦芽より得られた有胞子性乳酸菌が食品に利用されています。

この有胞子性乳酸菌を摂取すると、生きたまま腸に届き、そこで乳酸を作ることによって腸内環境を整えるとともに、便秘が解消され、ニキビの量が減少することが明らかとなっています。

また、この菌種の乳酸菌は、タンパク質からアミノ酸への消化を助け、腐敗産物を減らすことも報告されています。

[プラズマ乳酸菌（*Lactococcus lactis*）]

プラズマ乳酸菌は、乳酸球菌（*Lactococcus lactis*）の中で、免疫機能を向上させる菌として分離された乳酸菌です。

この乳酸菌は、他の乳酸菌と異なり、免疫細胞の中でも司令塔としての役割を果たすプラズマサイトイド樹状細胞を刺激し、その作用によって様々な免疫細胞を活性化し、免疫力を高めると言われています。

（3）酪酸菌（*Clostridium butyricum*）

酪酸菌はビフィズス菌や乳酸菌ほど有名ではありませんが、近年、酪酸菌が作る酪酸が免疫機能を調整することが発見されたため非常に注目されています。

腸内に存在する代表的な酪酸菌である *Faecalibacterium prausnitzii* は酸素に極めて弱い偏性嫌気性菌ですので、プロバイオティクスとして利用できませんが、同じく腸内に存在する *Clostridium butyricum* はプロバ

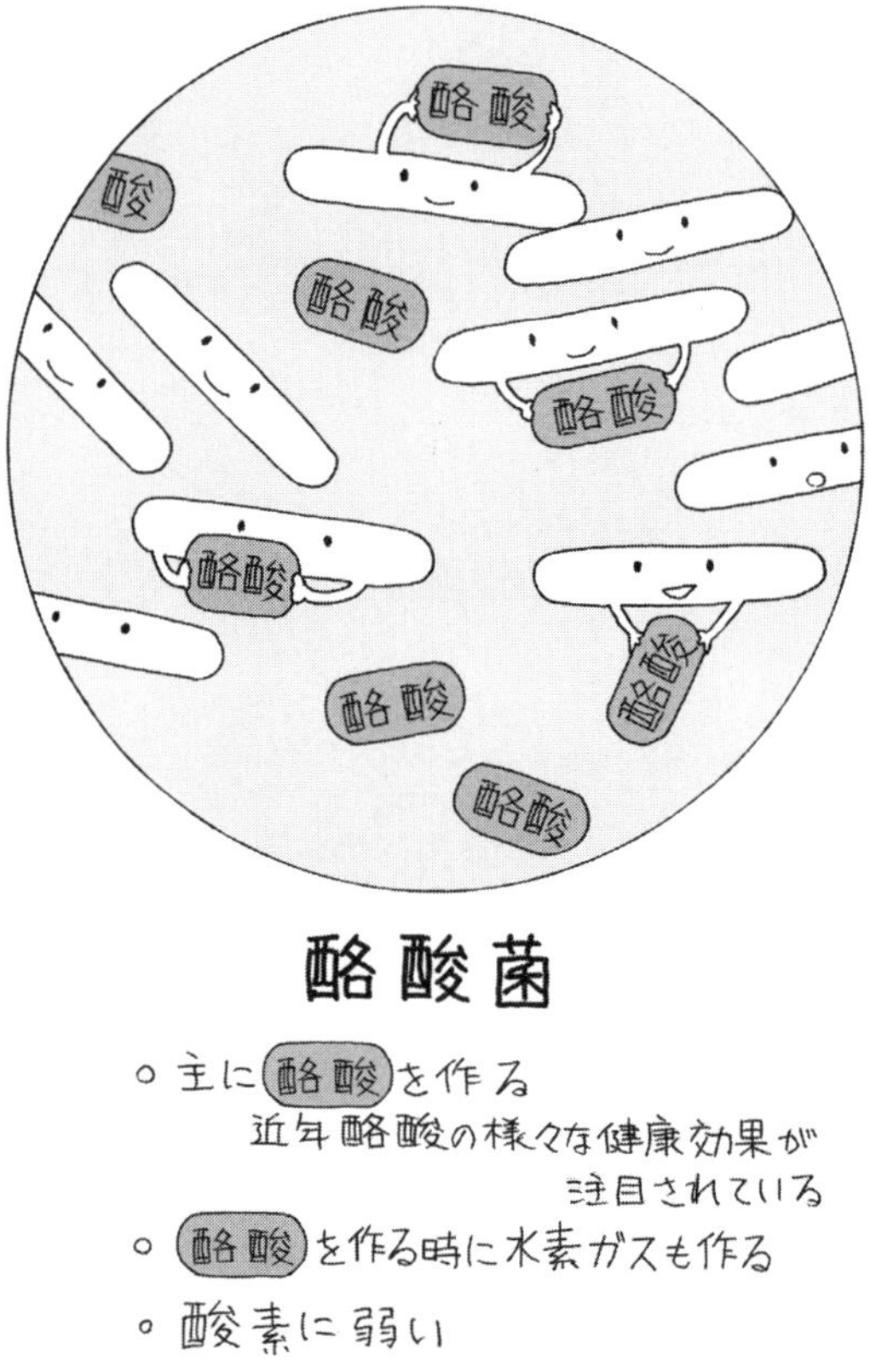
酪酸
酪酸
酪酸
酪酸
酪酸
酪酸
酪酸
酪酸
酪酸菌
○主に酪酸を作る
近年酪酸の様々な健康効果が注目されている
○酪酸を作る時に水素ガスも作る
○酸素に弱い

イオティクスとして利用されています。*Clostridium butyricum* が分類されているクロストリジウム属には悪玉菌と呼ばれる細菌が多いのですが、この酪酸菌は、悪玉菌の特徴である病原性やタンパク質の腐敗性を持っておらず、安全に摂取することができます。また、この細菌は整腸作用のための医薬品としても利用されています。

また、この酪酸菌は、酸素に弱い性質を持っていますが、酸素濃度が高い環境に置かれると、芽胞と呼ばれる鎧のようなもので自らをコーティングします。この保護作用によって酪酸菌は外界や胃、小腸でも生存することができ、住み心地のよい大腸に届くと芽胞から出てきて活動を始めます。免疫力向上が酪酸菌の最も特徴的な作用ですが、この作用は主に酪酸菌が作る酪酸によるものです。また、腸内で酪酸菌によって作られた酪酸は、免疫の過剰な反応を抑える細胞（制御性Ｔ細胞）を活性化することによって、ウィルスに対して防御したり、アレルギー反応を抑える作用を発揮します。

さらに、この酪酸菌は酪酸を作る際に水素も同時に発生させます。水素ガスは老化の原因となる活性酸素を消去する抗酸化物質であり、強い抗酸化作用を発揮します。詳細については、前述の水素ガスの項をご参照ください。

最近の研究によると、アスリートの腸内フローラや、元気なお年寄りが多い京都の京丹後地域に住む高齢者の腸内フローラには、腸内の酪酸を産生する細菌類が多いことが報告されていることから、腸内の酪酸菌を増やすことはアスリートや長寿にも関係している可能性があり、様々な機能を兼ね備える酪酸菌はプロバイオティクスの切り札と言えるかもしれません。

そして、酪酸菌が腸内で酪酸を作るためには大腸まで届く糖質であるプレバイオティクスが必要ですが、酪酸菌が酪酸を最も多く作るプレバイオティクスはαオリゴ糖であることが明らかとなっています。

(4) その他の細菌(プロピオン酸産生菌、納豆菌)

ビフィズス菌や乳酸菌、最近注目されている酪酸菌の他に、プロピオン酸産生菌や納豆菌もプロバイオティクスとして利用できます。

[プロピオン酸産生菌]

腸内で作られるプロピオン酸は、アスリートのエネルギー源となり持久力を向上させる作用があることからプロピオン酸産生菌がアスリートに注目されています。プロピオン酸産生菌を摂取すると、プロピオン酸産生量の増加が期待できますので、栄養をこまめに補給できないマラソンなどの競技において効果的なエネルギー補給法となります。

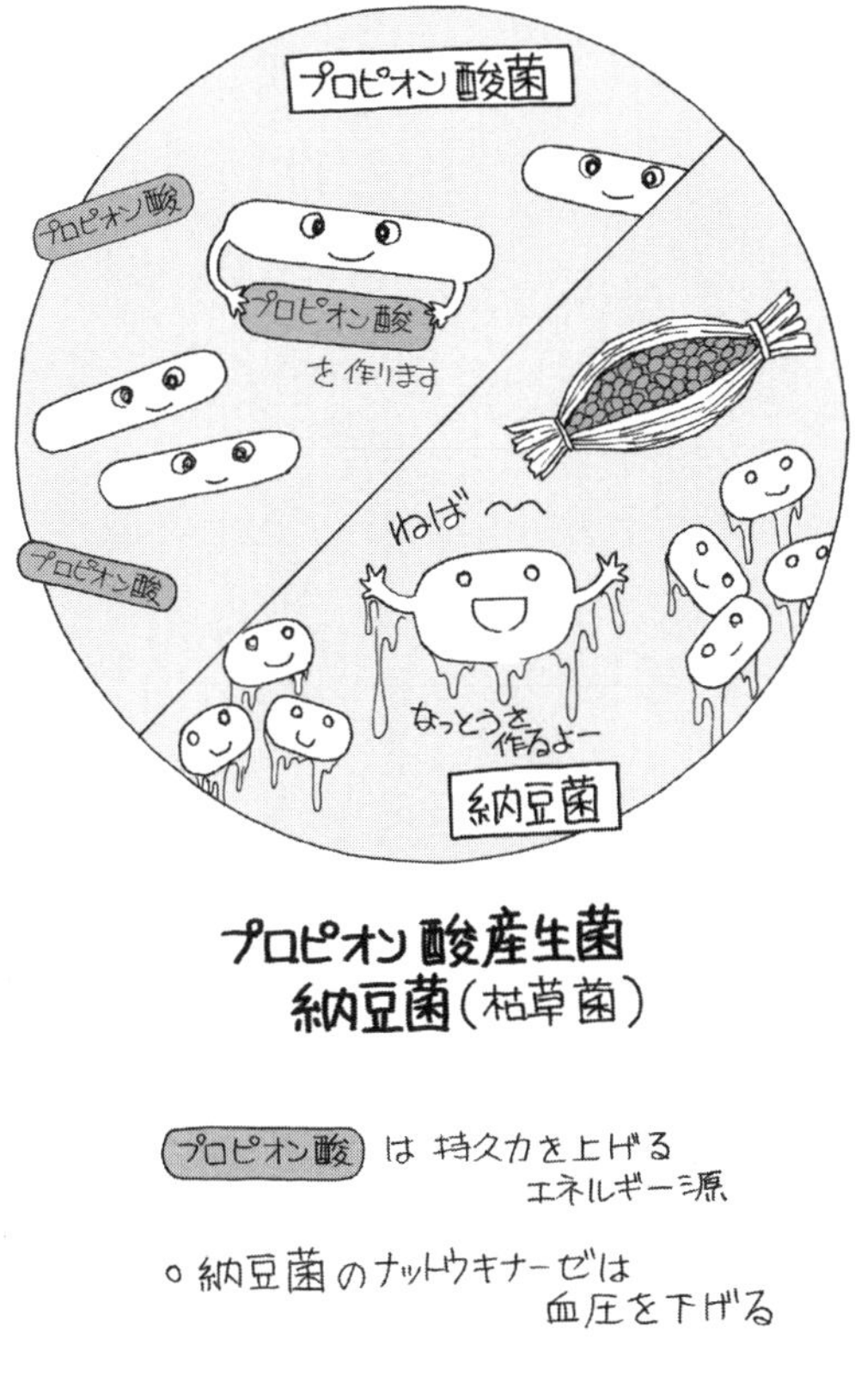

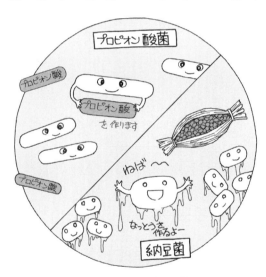

［納豆菌（*Bacillus subtilis*）］

納豆に含まれる納豆菌は、昔から伝承的に体に良いと言われてきましたが、近年では研究が進み、風邪の予防効果や、アレルギーを抑えるなどの効果を持つことが確かめられています。また、納豆菌がタンパク質から作るナットウキナーゼという酵素は血圧を下げる働きを持っています。

なお、納豆菌は、食品中では芽胞を形成して安定な状態を維持していますが、小腸に届いた時に芽胞から出てきて活動します。

2　プレバイオティクス

(1) プレバイオティクスとは

プレバイオティクスとは、口腔や胃、小腸で分泌されるヒトの消化酵素では分解されずに、腸内の善玉菌のエサとなってヒトの健康に有益な作用を発揮する食品成分のことを言います。

プレバイオティクスと言えば、食物繊維をイメージする人が多いでしょう。食物繊維はヒトの消化酵素で分解されづらい食品成分の総称ですが、食物繊維には善玉菌のエサとなるものとならないものがあり、エサとなるものだけがプレバイオティクスとして利用できます。また、プレバイオティクスとしてよく聞く食品成分にオリゴ糖もありますが、これらは食物繊維の定義に含まれる、いわば食物繊維の仲間ですので、ここではまとめて食物繊維として説明します。

◎ プレバイオティクス

人は消化できず
腸内細菌は
消化できる栄養成分

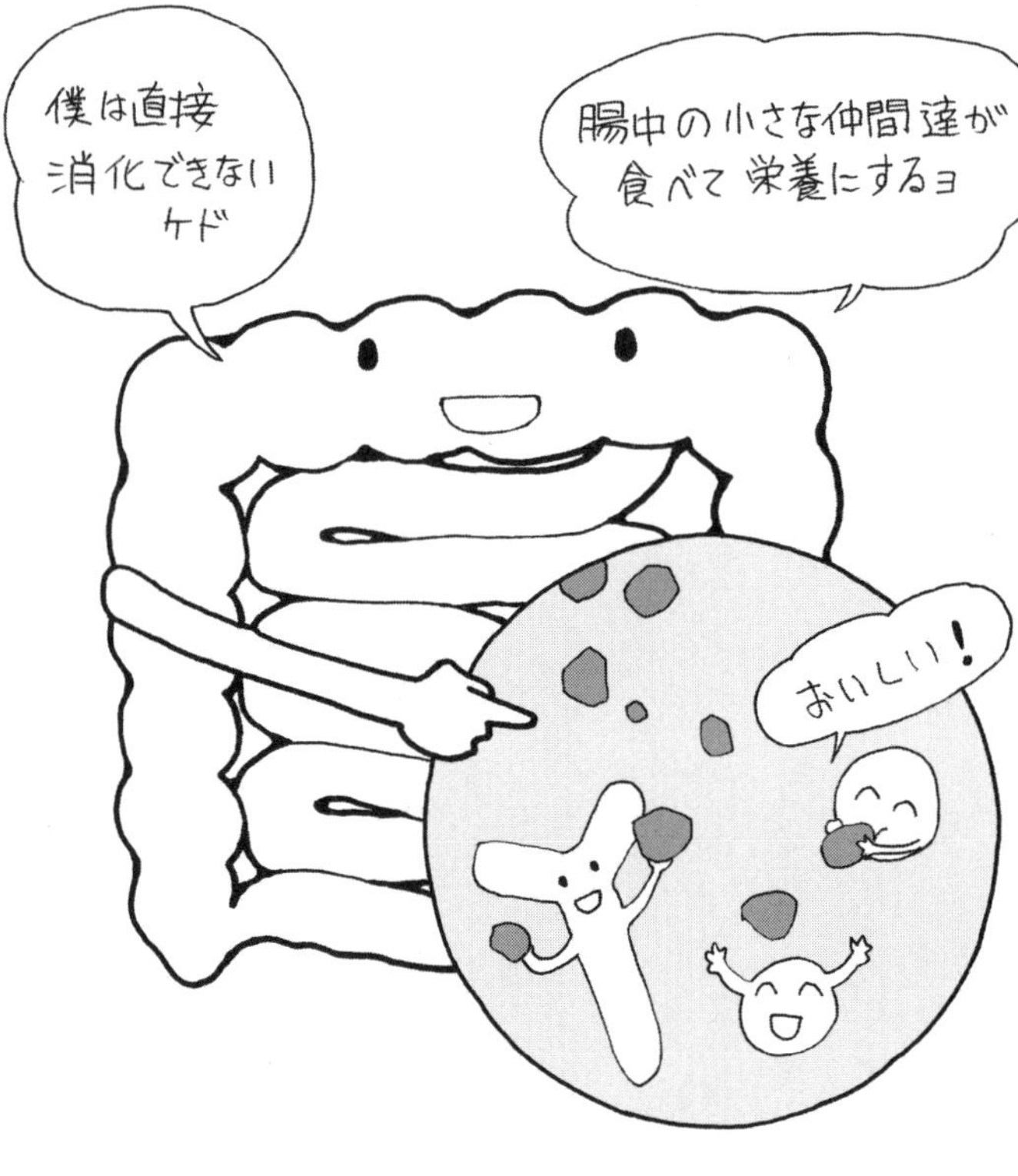

（２）食物繊維の腸内での発酵性の違い

腸内細菌は、ヒトが持たない消化酵素を持っているために、プレバイオティクスを発酵分解し、エサとすることができます。例えば、ガラクトオリゴ糖はヒトの消化酵素では分解されずに大腸まで届きますが、ビフィズス菌はガラクトオリゴ糖を消化する酵素を持っているためにエサとすることができます。

さらに、食物繊維は、水に溶けやすい（水溶性の）ものと、水に溶けにくい（不溶性の）ものがあります。食物繊維の分解酵素は水中で働くために、水溶性の食物繊維は酵素が働きやすいためにエサとなりやすく、水に溶けにくい食物繊維は酵素が働きにくいためにエサとなりにくい傾向にあります。

余談ですが、腸内細菌のエサにならないタイプの食物繊維は、プレバイオティクスではありませんが、腸管膜を直接刺激することで腸の蠕動運動を促すため、便秘の改善に有効です。

（3）食物繊維の発酵性の指標

このように、食物繊維の発酵性は、腸内細菌がそれを消化できる酵素を持っているかどうかと、水に溶けやすいかどうかによって異なります。そして、食物繊維の腸内での発酵性の程度はエネルギー値（カロリーとも言われます）によって定められています。

エネルギー値とは、栄養素などを摂取した際に得られるエネルギーの量です。例えば、デンプンや砂糖、ブドウ糖を摂取した際に得られるエネルギー値は４ｋｃａｌ／ｇ、脂質のエネルギー値は９ｋｃａｌ／ｇです。プレバイオティクスは、糖質としては吸収されませんが、腸内細菌によって代謝された短鎖脂肪酸が体内に吸収されてエネルギー源になります。短鎖脂肪酸のエネルギー値は、糖質の半分の２ｋｃａｌ／ｇです。つまり、プレバイオティクスが全て腸内細菌のエサとなる場合のエネルギー値は２ｋｃａｌ／ｇになります。しかしながら、ほとんどの食物繊維は１００％腸内細菌のエサになるわけではありませんので、それぞれの発酵されやすさ（発酵分解率）に応じて、次ページのイラストのようにエネルギー値が決められています。

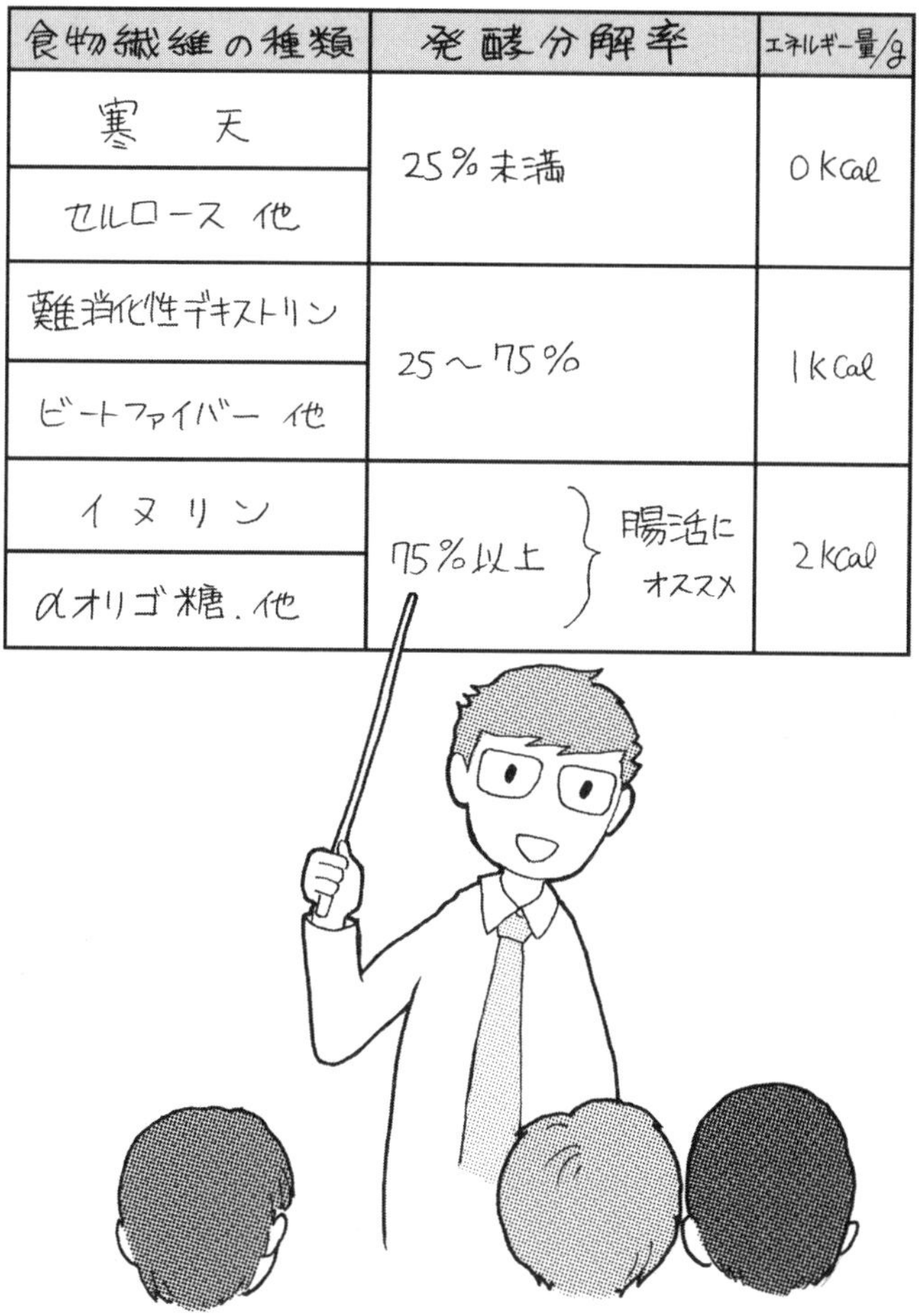
食物繊維の種類
発酵分解率
エネルギー量/g
寒天
セルロース 他
25%未満
0kcal
難消化性デキストリン
ビートファイバー 他
25～75%
1kcal
イヌリン
αオリゴ糖．他
75%以上
腸活にオススメ
2kcal

（4）プレバイオティクスの選び方

当然ながら、発酵分解率が高いプレバイオティクスを摂取すると、短鎖脂肪酸が増えやすく、善玉菌優位な腸内環境が作られますので、『腸活』のためには、エネルギー値が2kcal／gであるプレバイオティクスがより好ましいと言えます。ただし、2kcal／gであれば何でもよいのではなく、プレバイオティクスの種類（構成成分の糖の種類や結合の仕方など）によって増える細菌や、作られる短鎖脂肪酸の種類や量が異なりますので、目的に応じて選ぶことが重要です。

プレバイオティクスの中でも、6個のグルコースが環状になったαオリゴ糖は、細菌の酵素によって環が開裂し、ブドウ糖や短鎖脂肪酸へ代謝されやすい鎖状のオリゴ糖になり、ほぼ100％エサになる性質を持っています。一方で、他のプレバイオティクスはいずれも混合物なのでαオリゴ糖ほどの高い分解率は期待できません。

以下に、主なプレバイオティクスを挙げます。

［ペクチン］

ペクチンはリンゴやキウイフルーツに含まれる水溶性の食物繊維です。水に溶けるとゲルのような粘性を生じるため、ジャムなどの添加剤にも用いられていますが、摂取した際にはプレバイオティクスとして善玉菌のエサとなります。ペクチンはビフィズス菌などの善玉菌によって酢酸、酪酸やプロピオン酸といった短鎖脂肪酸に変換され、腸管内を酸性の善玉菌優位な状態にしてくれます。また、最近の研究では、ペクチンは、腸内フローラを改善することによって、アルコール性の脂肪肝を改善することが報告されています。

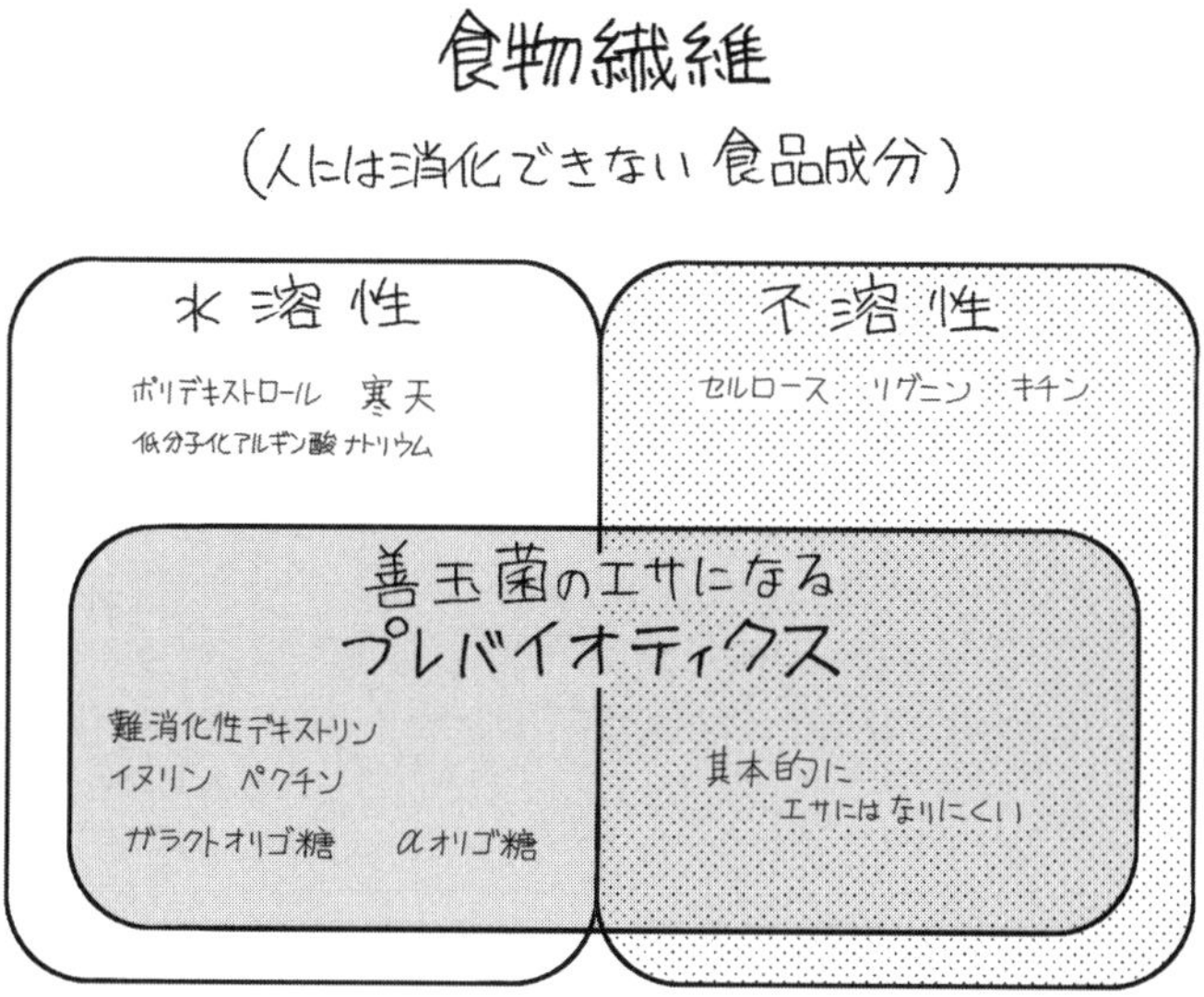

［イヌリン］

イヌリンは菊芋などに含まれる水溶性の食物繊維です。イヌリンは大腸内で発酵分解され、フラクトオリゴ糖になり、善玉菌のエサとなって腸内環境を改善します。イヌリンを摂取すると短鎖脂肪酸を増やして腸内の腐敗物質や血中の尿毒症物質を低下させること、腸管バリア機能を高めて尿酸値を下げて痛風を改善する働きを持つことが報告されています。

［ガラクトオリゴ糖］

ガラクトオリゴ糖は、グルコース（ブドウ糖）にガラクトースが連なった形をしており、母乳に含まれています。この成分が含まれているおかげで、母乳を飲んでいる赤ちゃんは、腸内フローラをビフィズス菌優位に保つことができます。

ガラクトオリゴ糖はビフィズス菌を増やす性質を持っており、ビフィズス菌が作り出す酢酸や乳酸などの短鎖脂肪酸によって善玉菌優位な腸内環境を作ります。また、悪玉菌を減らすことで腐敗産物の産生量を減少させる働きや便通を改善する働きを持っています。

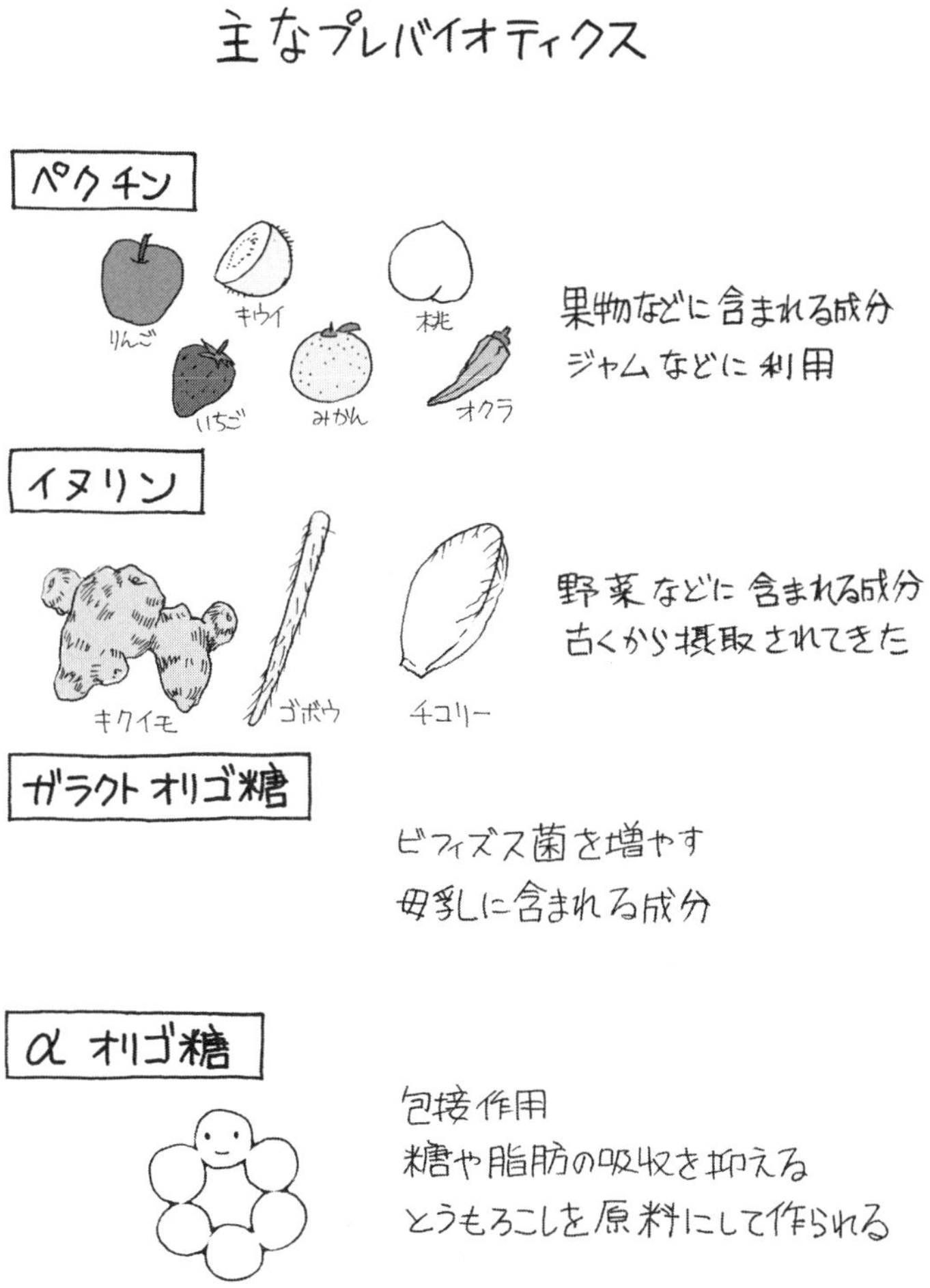
主なプレバイオティクス
ペクチン
りんご
キウイ
桃
いちご
みかん
オクラ
果物などに含まれる成分
ジャムなどに利用
イヌリン
キクイモ
ゴボウ
チコリー
野菜などに含まれる成分
古くから摂取されてきた
ガラクトオリゴ糖
ビフィズス菌を増やす
母乳に含まれる成分
α オリゴ糖
包接作用
糖や脂肪の吸収を抑える
とうもろこしを原料にして作られる

αオリゴ糖が他のプレバイオティクスより
効率が良いワケ

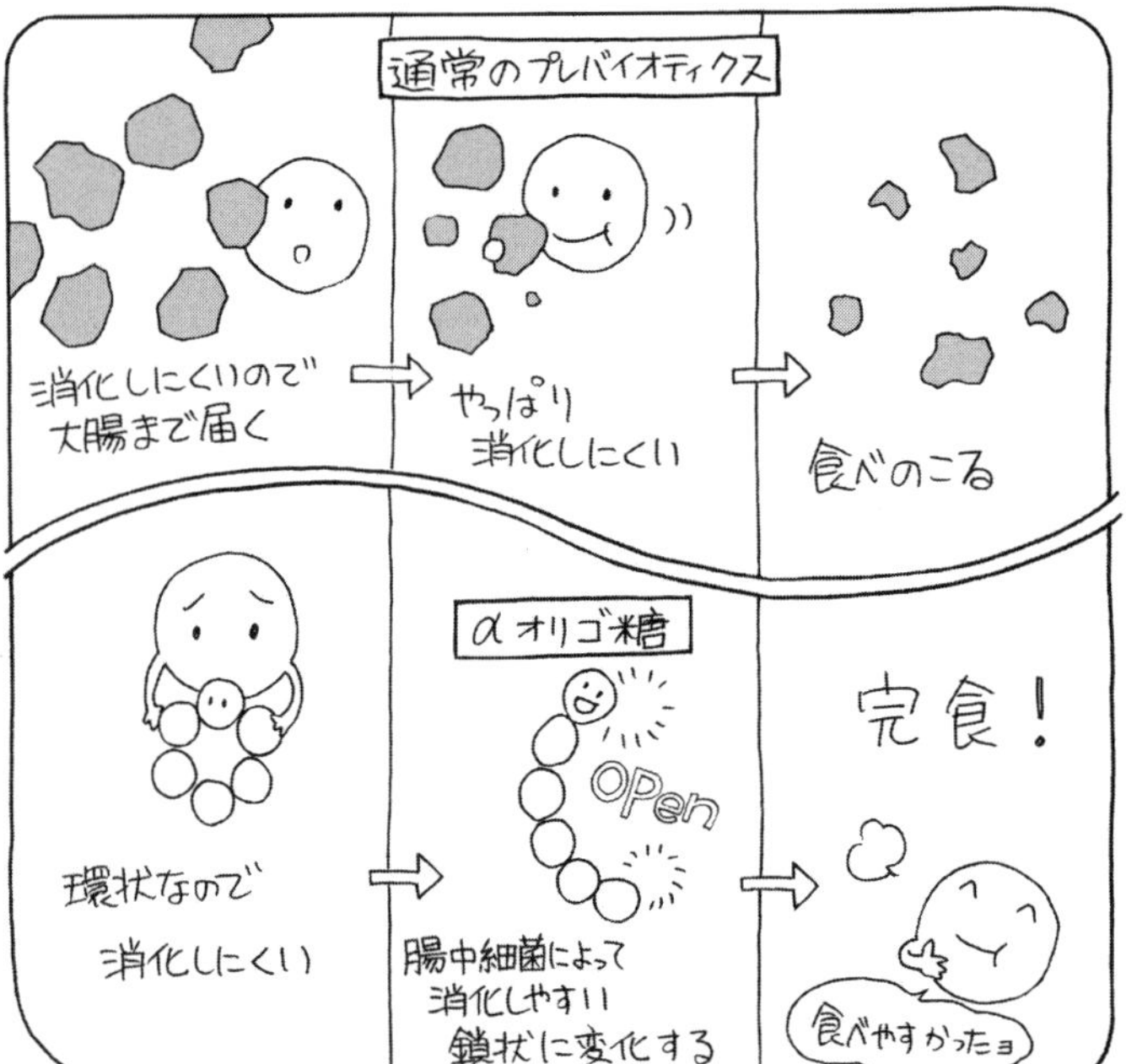

［αオリゴ糖］

αオリゴ糖は、6個のグルコースが環状に連なってできた水溶性の食物繊維です。αオリゴ糖の特徴は、その環状構造の空洞に脂質などの成分を取り込む作用を持っていることです。この作用を化学用語で包接作用と言います。この包接作用によって、αオリゴ糖は、例えば揮発性の香料を保持したり、不安定な成分の安定性を改善したり、水に溶けにくい成分を溶けやすくするなど、さまざまな効果を発揮します。

αオリゴ糖は、これまで生理活性成分を包接して機能性を高めるための助剤として、また、小腸において糖や脂肪の吸収を抑える目的のサプリメント成分として注目されてきました。しかし、最近の研究によって、まったく新しい、これまでにない優れたプレバイオティクス素材であることが次第に明らかになってきました。

αオリゴ糖は、腸内の乳酸菌や酪酸菌といった善玉菌やヤセ菌とも言われているバクテロイデス菌のエサとなって、短鎖脂肪酸に変わります。一般のプレバイオティクスに比べてαオリゴ糖からの短鎖脂肪酸産生量は多いため、腸内環境を善玉菌優位の酸性にしやすいことがわかっています（**図15**）。この理由については、αオリゴ糖の場合、善玉菌の消化

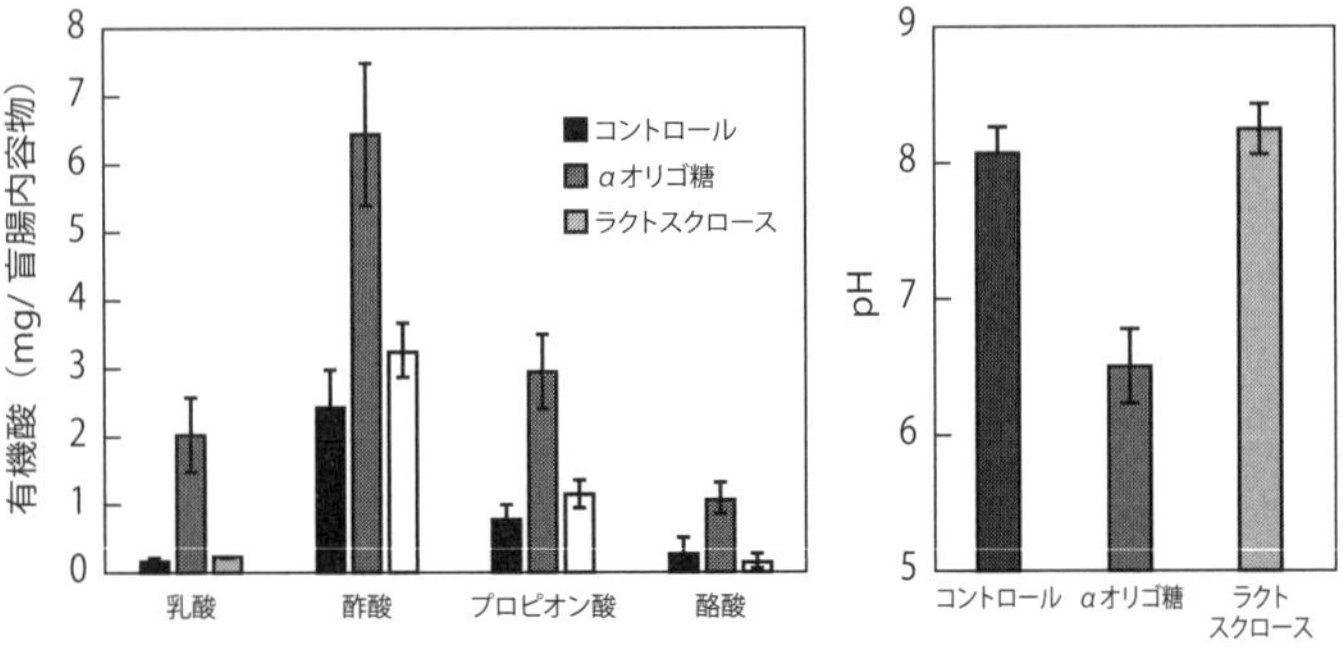

図 15　αオリゴ糖の腸内環境改善作用

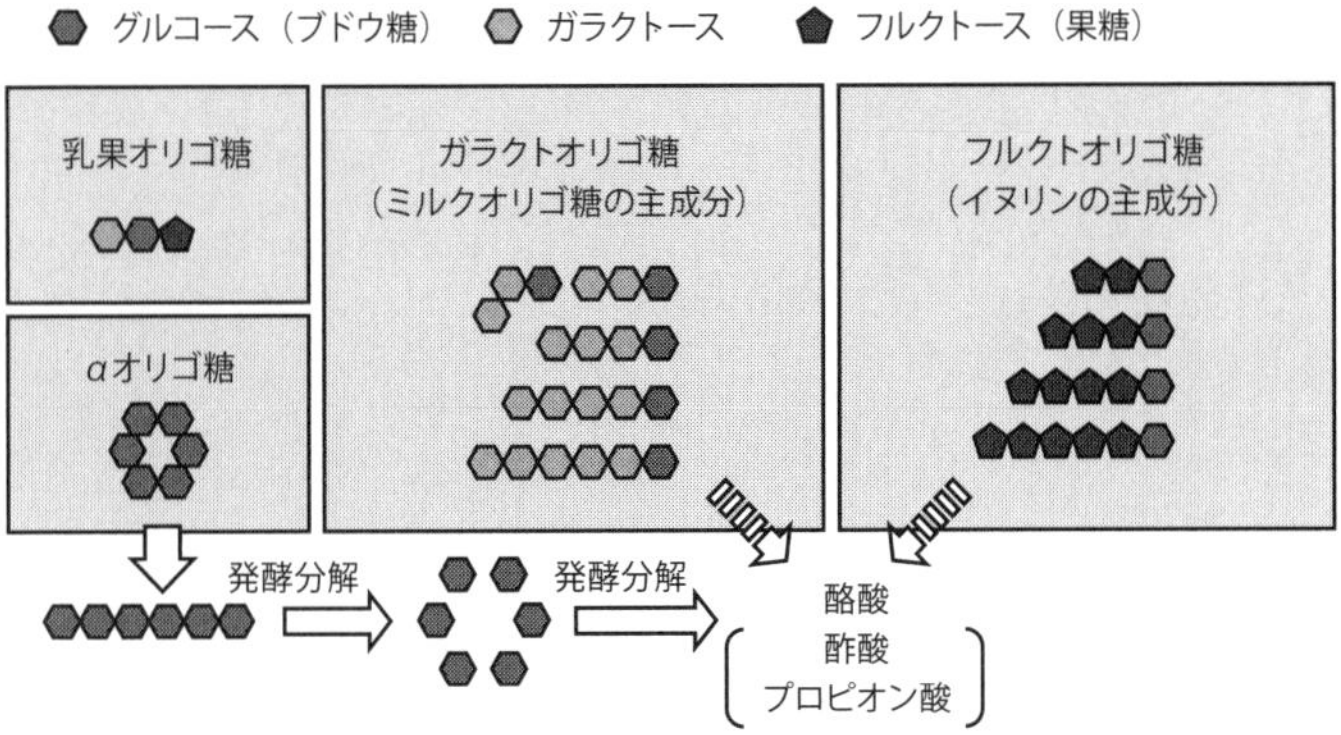

図 16　各種オリゴ糖の構造と環状のαオリゴ糖が
最も効率よく善玉菌のエサになる理由

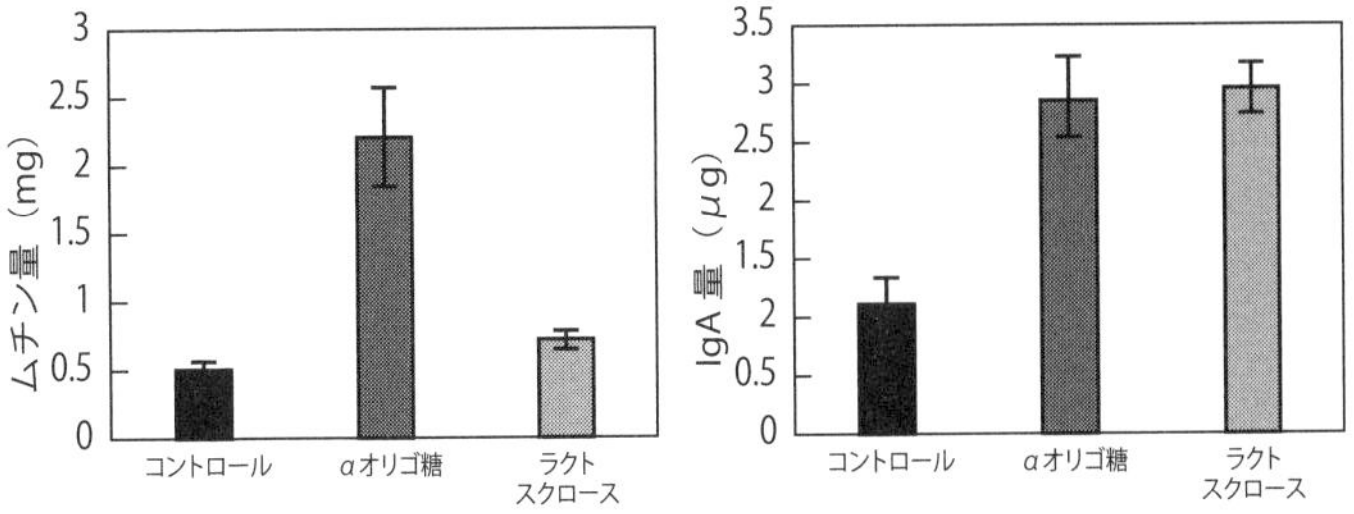

図17　オリゴ糖のムチンとIgA分泌促進作用

酵素によってその環状構造がブドウ糖だけからなる鎖状のオリゴ糖となり、善玉菌に効率よく分解されるためと考えられています（**図16**）。一方、他のプレバイオティクスは構造が複雑な混合物のために一部しか分解されないこと、また、ブドウ糖以外の単糖を含んでいて、腸内細菌がその成分をうまく利用できないことが原因で短鎖脂肪酸産生量がαオリゴ糖より低いものと推察されています。

αオリゴ糖のプレバイオティクスとしての効果については、近年、研究が活発に行われており、便通の改善、腸管免疫の向上、腐敗産物の産生抑制、抗肥満、カルシウムの吸収促進や骨量増加、アスリートの持久力向上など、さまざまな作用が報告されています。また、αオリゴ糖の腸管免疫の向上作用については、腸管バリア機能に関わるムチンの分泌や免疫グロブリンA抗体（IgA）の産生を促進する作用を持つことが明らかとなっています。（**図17**）。

このように、αオリゴ糖には優れた機能がいくつも見つかってきており、最近では〝スーパー食物繊維〟とも呼ばれています。

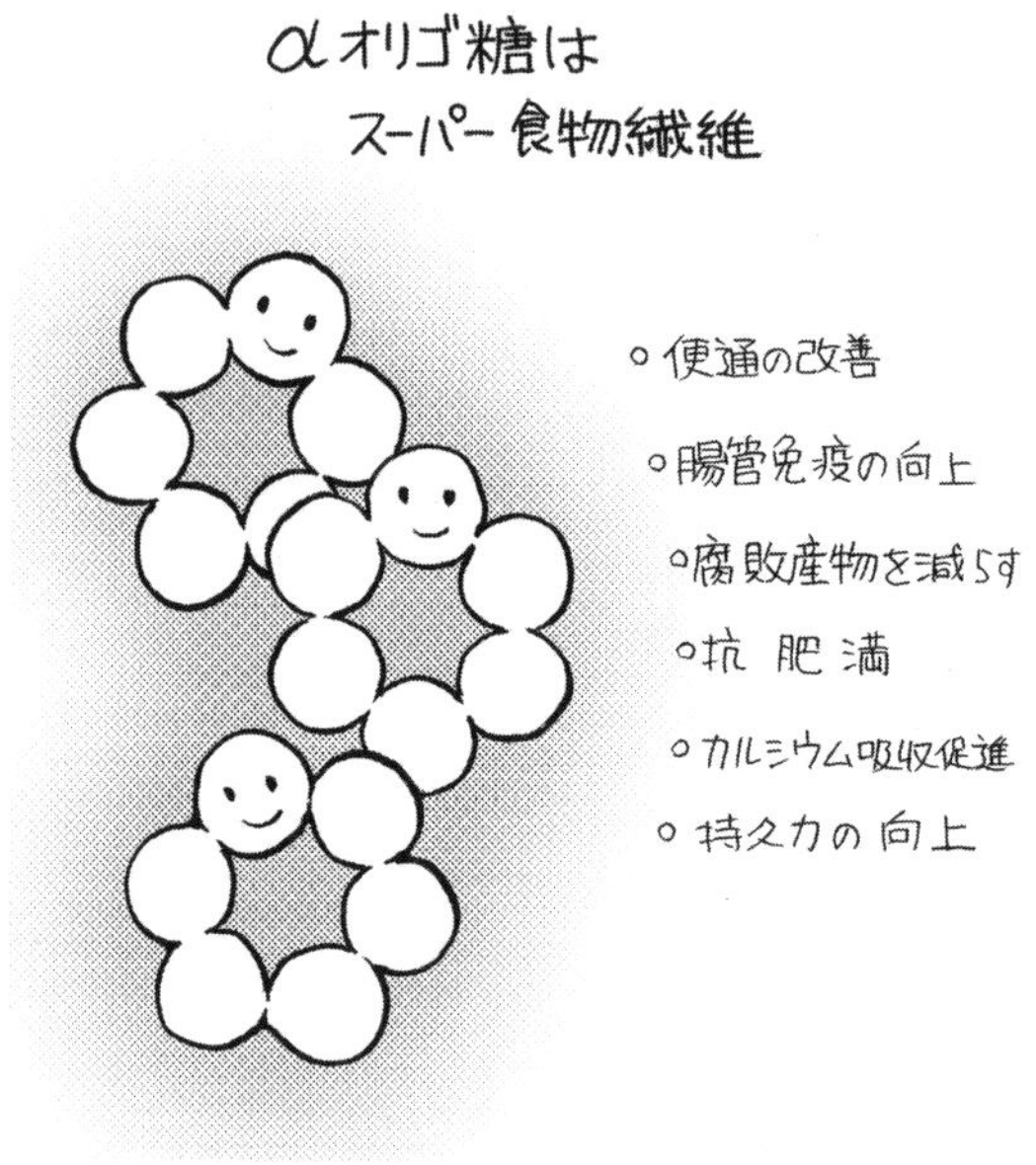
αオリゴ糖は
スーパー食物繊維
○便通の改善
○腸管免疫の向上
○腐敗産物を減らす
○抗肥満
○カルシウム吸収促進
○持久力の向上

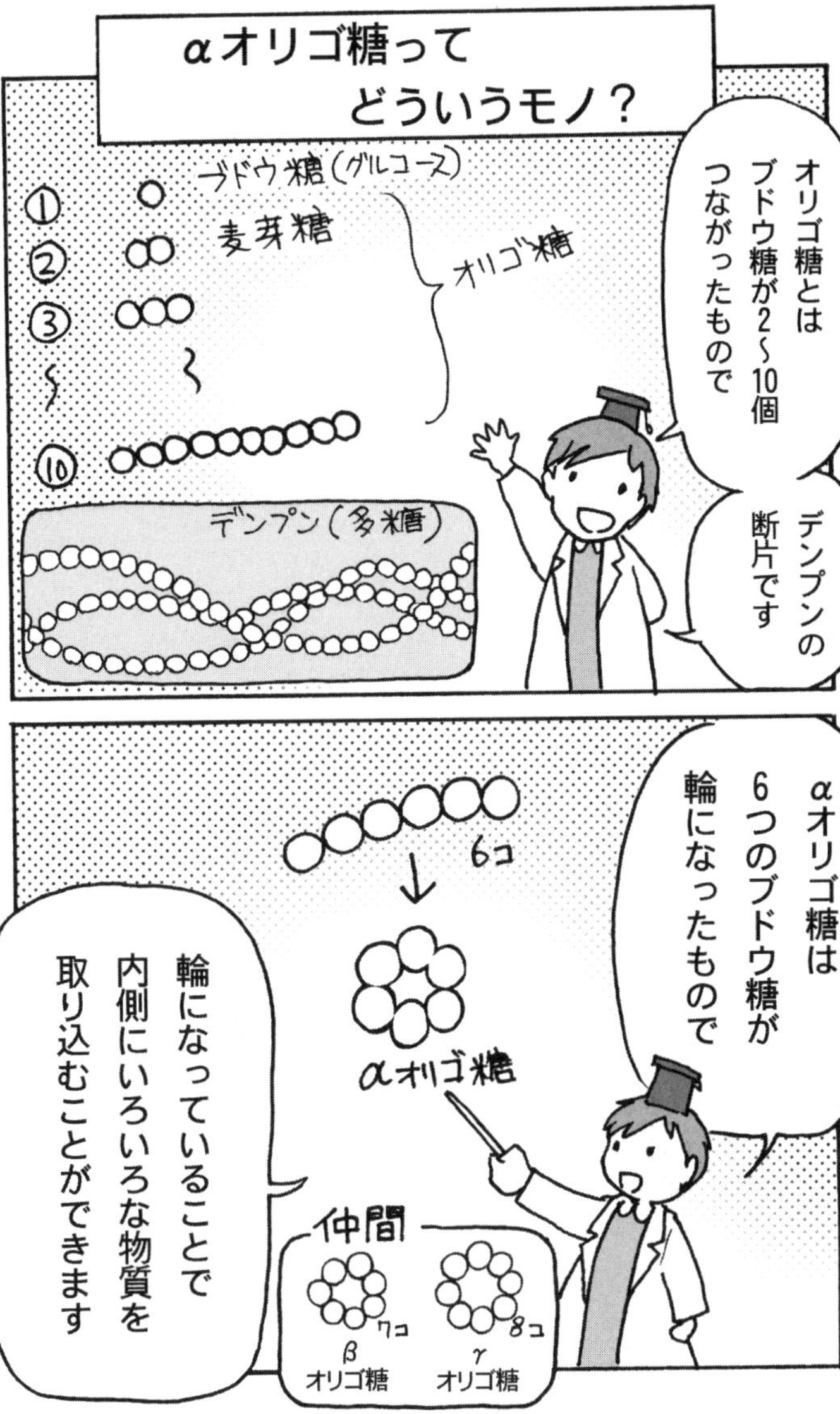
αオリゴ糖って どういうモノ？
オリゴ糖とは ブドウ糖が2～10個 つながったもので
デンプンの 断片です
ブドウ糖（グルコース）
①
②
③
⑩
麦芽糖
オリゴ糖
デンプン（多糖）
αオリゴ糖は 6つのブドウ糖が 輪になったもので
輪になっていることで 内側にいろいろな物質を 取り込むことができます
6コ
αオリゴ糖
仲間
7コ
β オリゴ糖
8コ
γ オリゴ糖

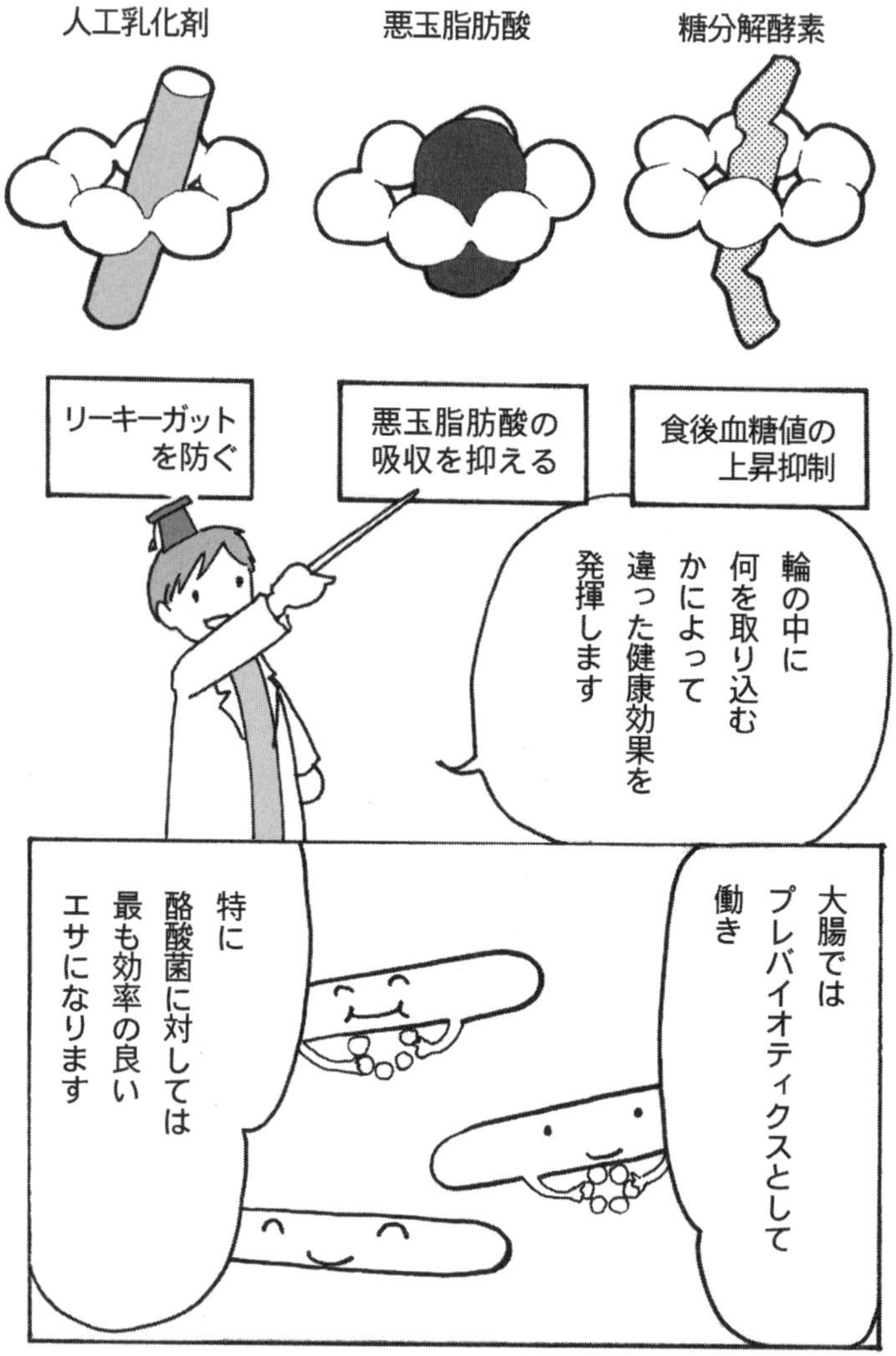
人工乳化剤
悪玉脂肪酸
糖分解酵素
リーキーガットを防ぐ
悪玉脂肪酸の吸収を抑える
食後血糖値の上昇抑制
輪の中に何を取り込むかによって違った健康効果を発揮します
大腸ではプレバイオティクスとして働き
特に酪酸菌に対しては最も効率の良いエサになります

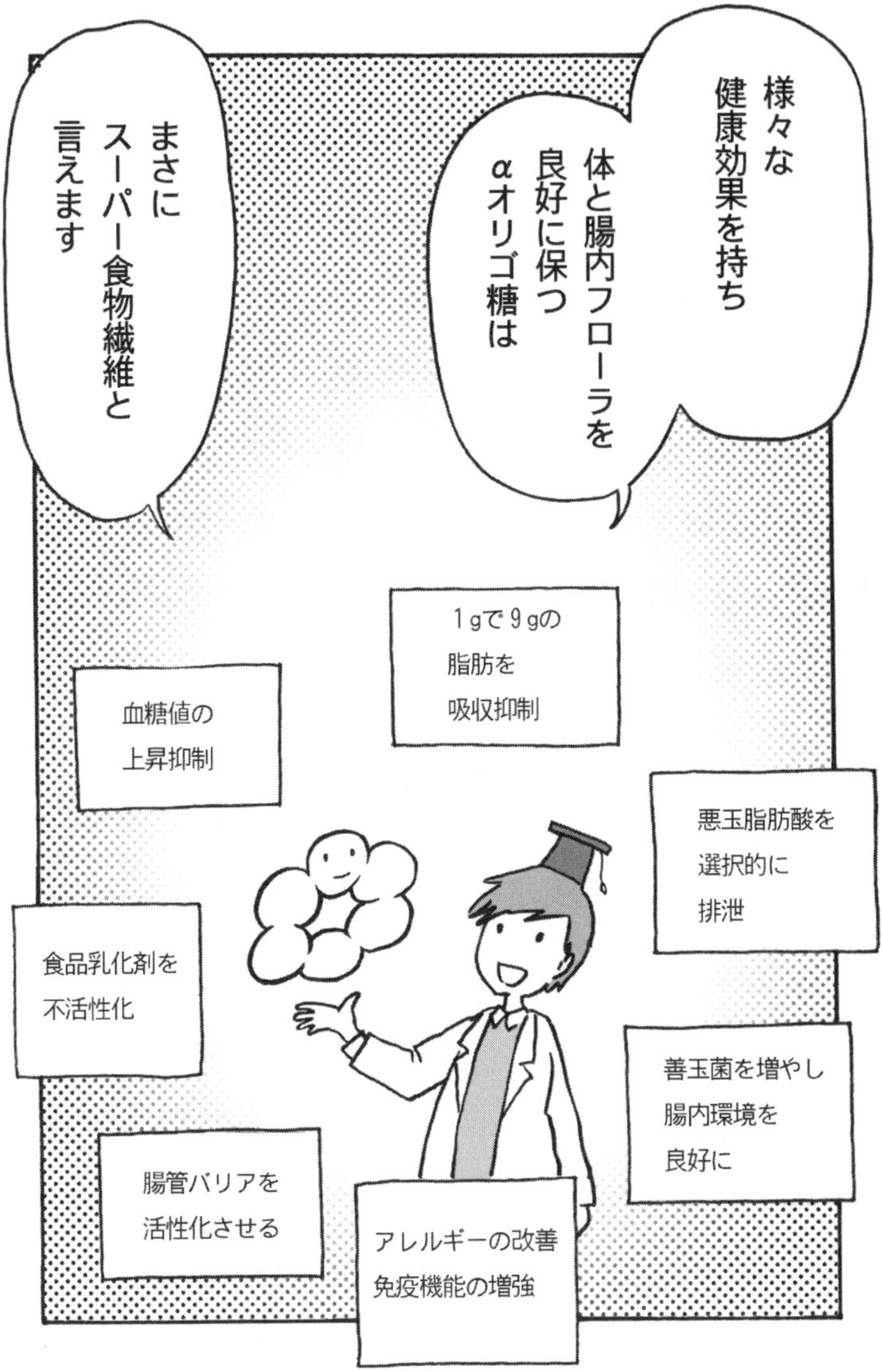
様々な
健康効果を持ち
体と腸内フローラを
良好に保つ
αオリゴ糖は
まさに
スーパー食物繊維と
言えます
１gで９gの
脂肪を
吸収抑制
血糖値の
上昇抑制
悪玉脂肪酸を
選択的に
排泄
食品乳化剤を
不活性化
善玉菌を増やし
腸内環境を
良好に
腸管バリアを
活性化させる
アレルギーの改善
免疫機能の増強

3　シンバイオティクス

プロバイオティクスを摂取すると、その細菌が腸内で増えることによって腸内環境が良くなるイメージを持ちがちですが、実際にはほとんどの善玉菌は、そのまま摂取しても、胃酸によって死滅し、腸まで届きません。

特に、ビフィズス菌

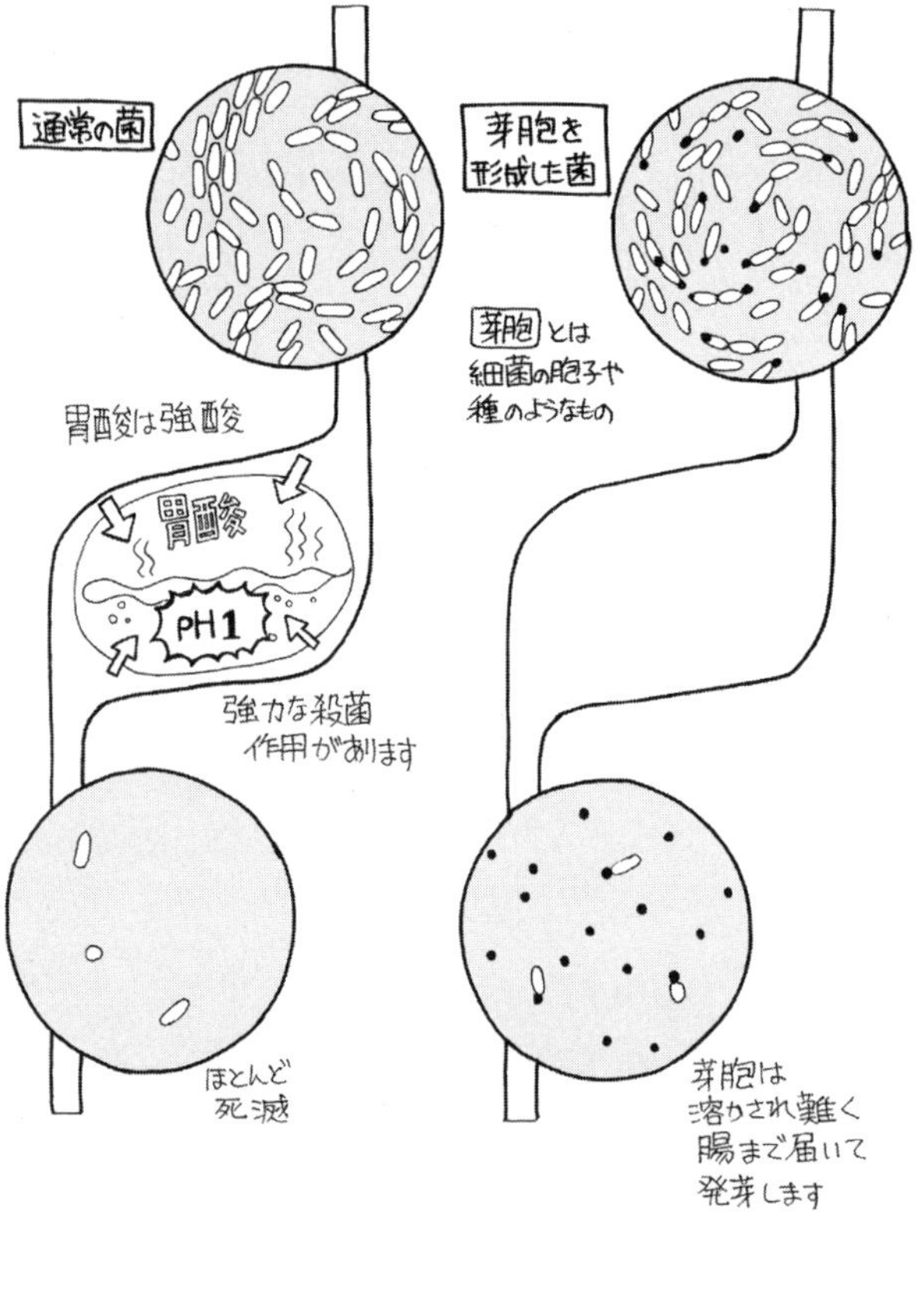
通常の菌
芽胞を形成した菌
芽胞とは
細菌の胞子や
種のようなもの
胃酸は強酸
胃酸
PH1
強力な殺菌
作用があります
ほとんど
死滅
芽胞は
溶かされ難く
腸まで届いて
発芽します

や乳酸菌などは、一般的に芽胞を形成しないため、その細菌の性質についてしっかりと把握しておく必要があります。

さらに、例え、何十億個のプロバイオティクスを摂取したとしても、大腸にはその10万倍の１００兆個の腸内細菌がいますので、大腸でプロバイオティクスを増やすために、そのプロバイオティクスがエサにできるプレバイオティクスと組み合わせる工夫をおすすめします。

プロバイオティクスとプレバイオティクスを組み合わせたものをシンバイオティクスと言います。

シンバイオティクスは、腸内でのプロバイオティクスの増殖と活性化を目的としています。ここでは、腸内フローラの活性化に非常に有効なプレバイオティクスであるαオリゴ糖と各種プロバイオティクスの組み合わせについて紹介します。

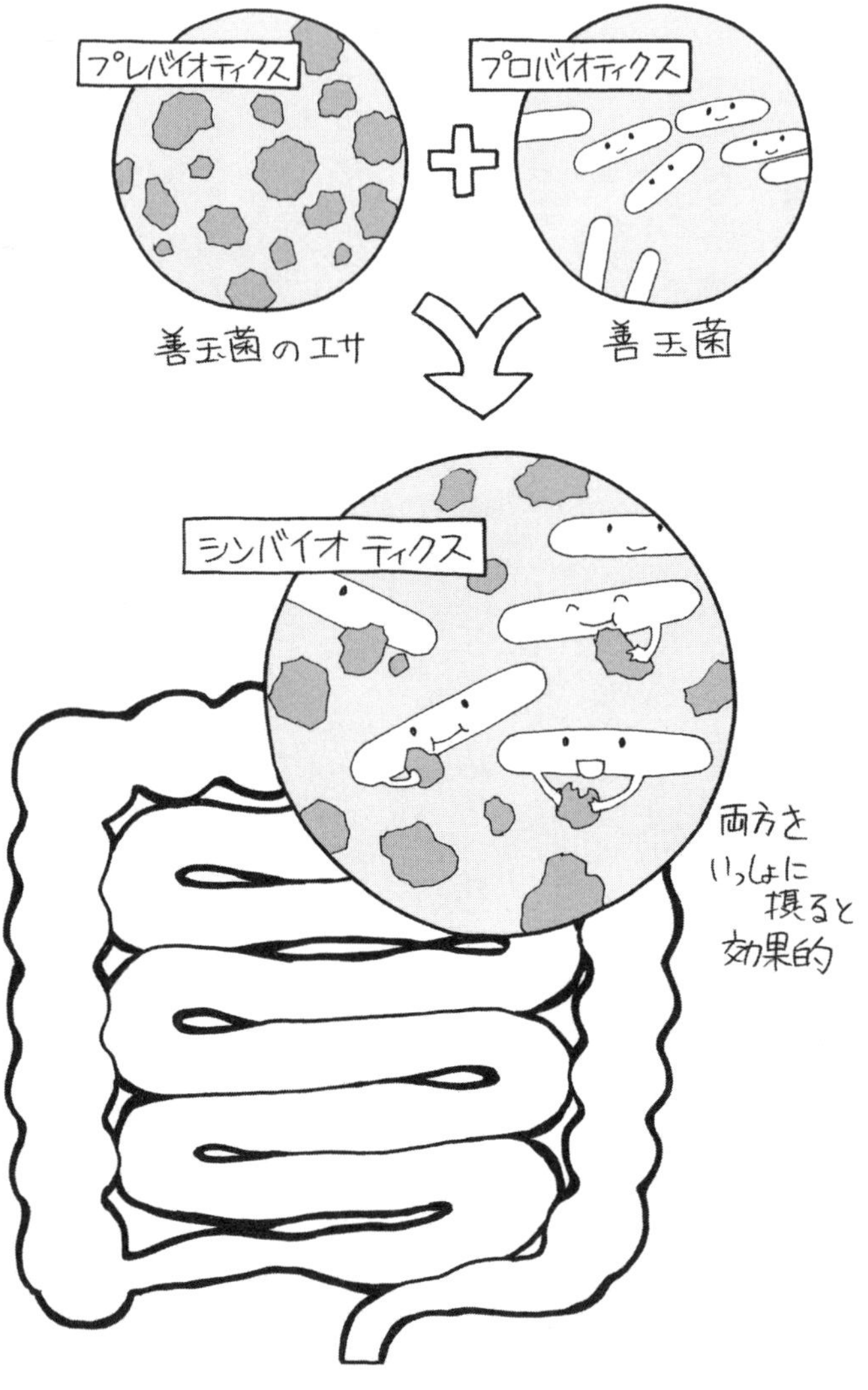
プレバイオティクス
プロバイオティクス
善玉菌のエサ
善玉菌
シンバイオティクス
両方を
いっしょに
摂ると
効果的

（1）αオリゴ糖と酪酸菌とのシンバイオティクス

酪酸菌は免疫機能を向上させる働きを持つ酪酸を産生する善玉菌です。αオリゴ糖は、プロバイオティクスの酪酸菌の増殖と酪酸産生において、他のプレバイオティクスと比較して優れたプレバイオティクスであることが明らかとなっています。

その試験の概要について説明します。糖を含まない培地に各種プレバイオティクスを1％になるよう添加し、酪酸菌を嫌気条件下、37℃で20時間培養しました。用いたプレバイオティクスは、αオリゴ糖とともに、食品に広く用いられているガラクトオリゴ糖（GOS）、フラクトオリゴ糖（FOS）、難消化性デキストリン（ID）、イソマルトデキストリン（IMD）、イヌリン（INL）、ポリデキストロース（PDX）、グァーガム分解物（PHGG）、ラクトスクロース（LS）です。また、グルコース（Glu）は大腸まで届かないのでプレバイオティクスではありませんが、比較対照のために加えています。

その結果、様々なプレバイオティクスの中でαオリゴ糖が最も酪酸菌を増殖させることがわかりました**（図18）**。さらに、酪酸産生量についても、αオリゴ糖が最も多く、培養後のpHはプレバイオティクスの中で最も低くなっていました。酪酸などの短鎖脂肪酸は善玉

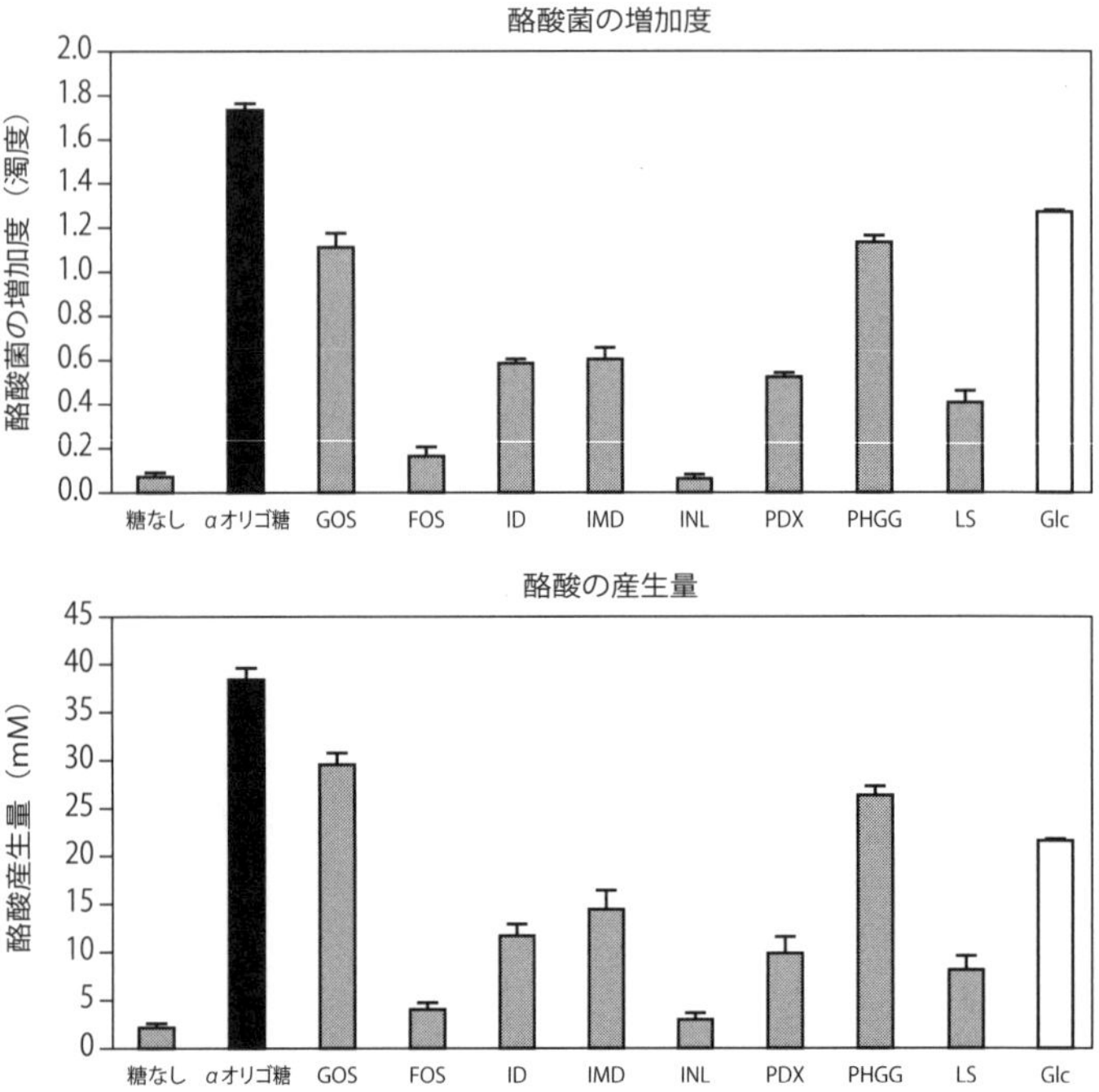

図 18　酪酸菌における各プレバイオティクスの資化性

菌優位な腸内フローラを形成するための酸性の腸内環境を整えるために非常に重要です。

（2）αオリゴ糖と乳酸菌とのシンバイオティクス

αオリゴ糖は酪酸菌の他に、有胞子性乳酸菌やプラズマ乳酸菌に対しても、他のプレバイオティクスと比べて優れた資化性を持つことが判明しています。**図19**

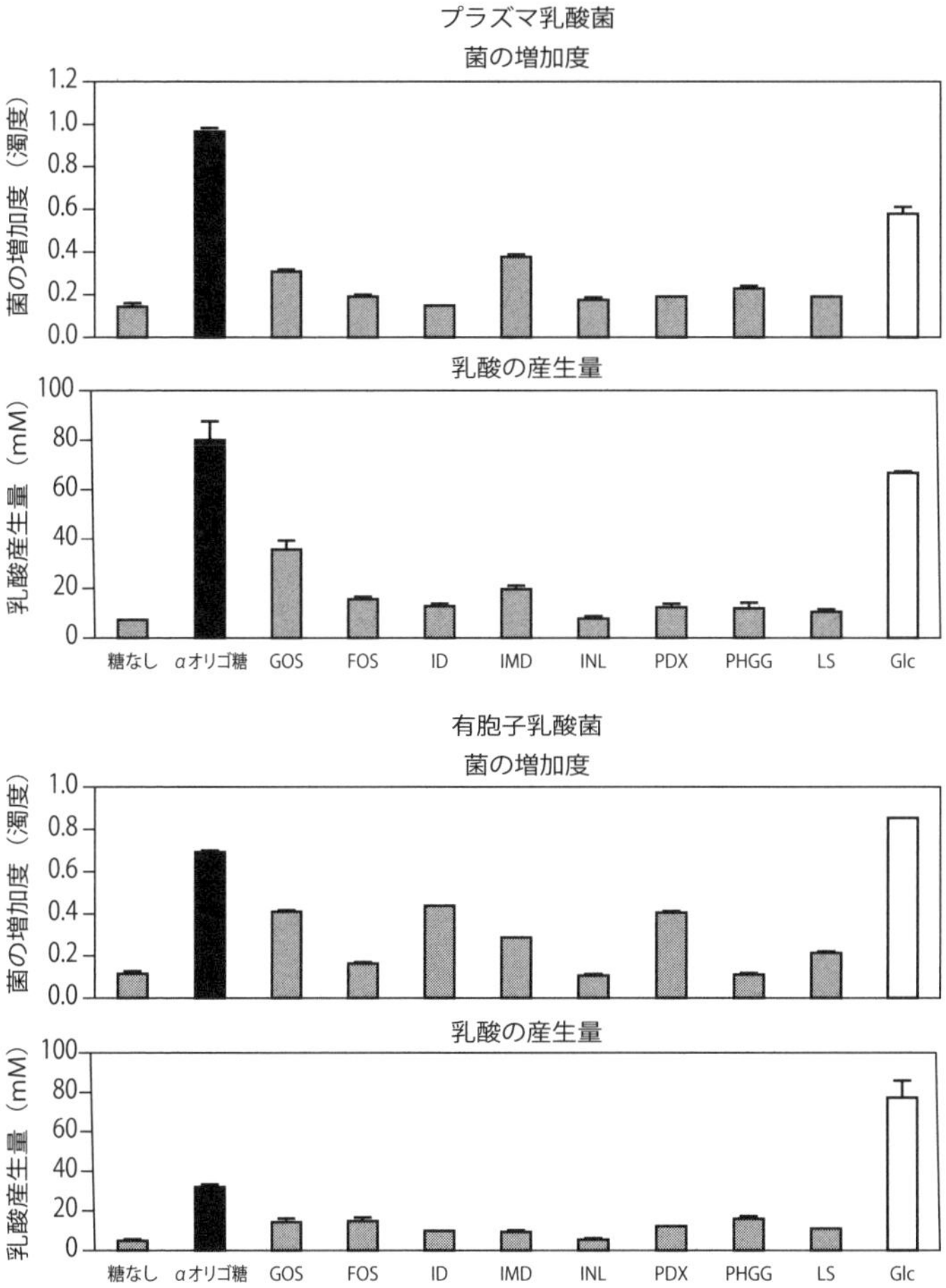

図 19　乳酸菌における各プレバイオティクスの資化性

は各種の乳酸菌を用いて、酪酸菌と同様の試験を行った結果です。

その他、αオリゴ糖はアスリートの持久力向上に有効な短鎖脂肪酸のプロピオン酸を産生する作用に優れています。そのため、プロピオン酸産生菌と組み合わせることによって、腸内のプロピオン酸の産生量をさらに増加させることも期待できます。

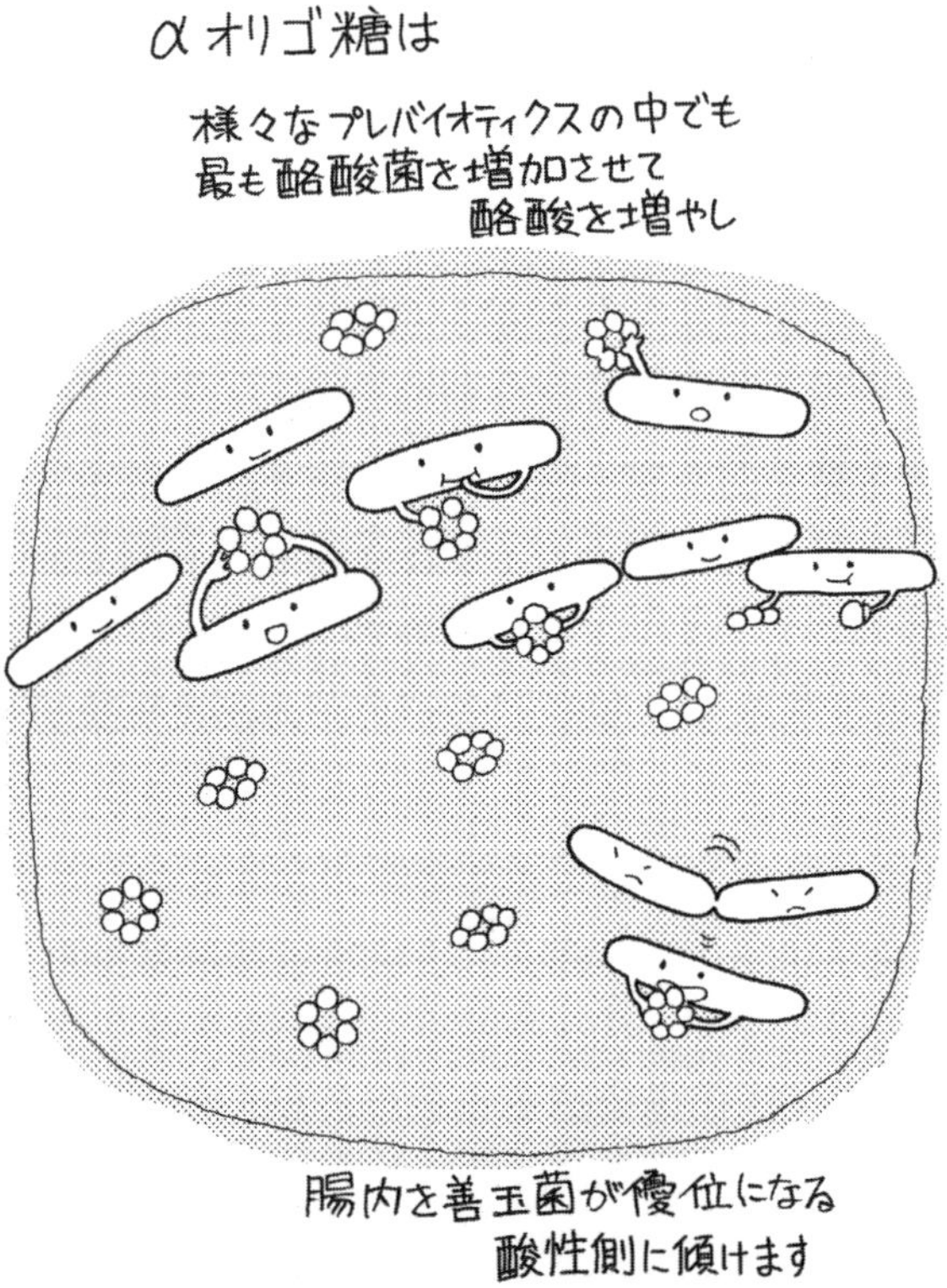
αオリゴ糖は
様々なプレバイオティクスの中でも
最も酪酸菌を増加させて
酪酸を増やし
腸内を善玉菌が優位になる
酸性側に傾けます

αオリゴ糖は
有胞子性乳酸菌や
プラズマ乳酸菌にも
優れた資化性を持ちます

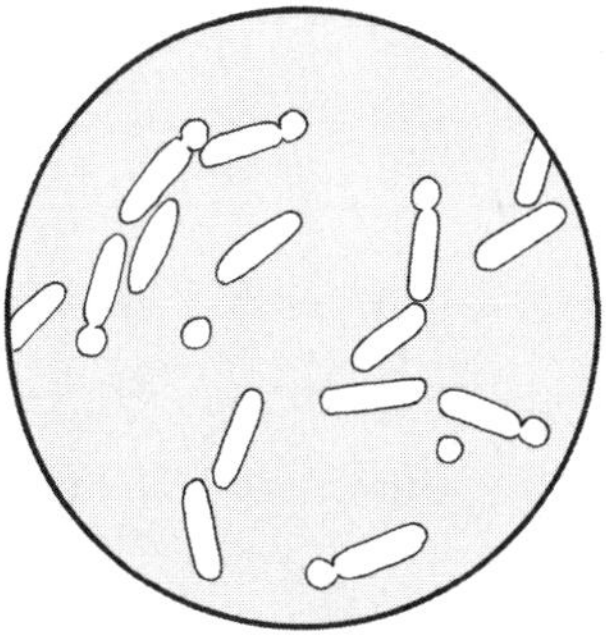

有胞子性 乳酸菌

胞子を作るので胃酸に強く
腸まで届く

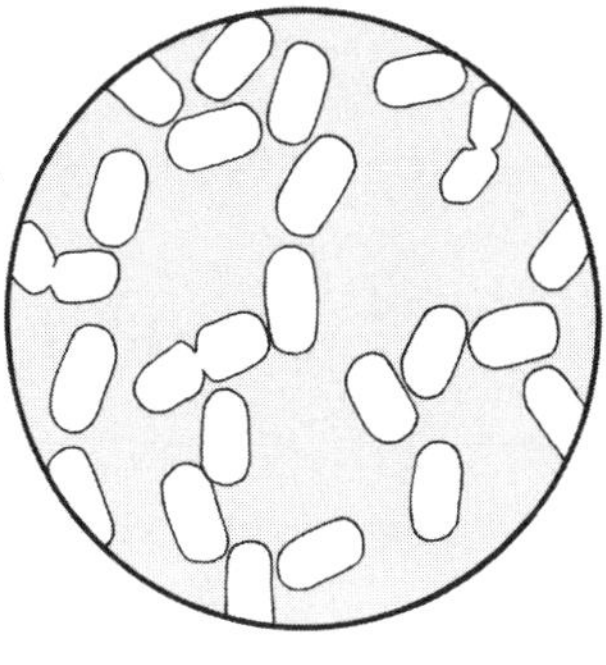

プラズマ 乳酸菌

ヒトの免疫の司令塔
プラズマサイトイド樹状細胞
（PDC）
に働きかけ
免疫を活性化する

4　プレバイオティクスと他の素材との組み合わせ

これまでに説明してきました通り、プレバイオティクスは、その種類によって増やす善玉菌が異なります。そのため、例えば、増やしたい菌がたくさんある場合、プレバイオティクスの組み合わせは非常に有効な手段となります。

ここでは、例として、αオリゴ糖をベースとした他のプレバイオティクス素材との組み合わせについて紹介します。

(1)　他のプレバイオティクスとαオリゴ糖の組み合わせ

αオリゴ糖は、乳酸菌やヤセ菌ともいわれるバクテロイデス菌を増やし、腸内の短鎖脂肪酸（酢酸、プロピオン酸、酪酸）を産生する効果に優れていますが、ビフィズス菌を増殖させる力がそれほど強くありません。一方、ガラクトオリゴ糖やラクトスクロースなどはビフィズス菌を増やす働きを持っていますが、ビフィズス菌の性質として、短鎖脂肪酸の内、酢酸は産生するものの、プロピオン酸や酪酸は作らないので、腸内環境を整えるという意味では完璧ではありません。

したがって、αオリゴ糖とガラクトオリゴ糖またはラクトスクロースの組み合わせは、お互いの強みを生かして、乳酸菌、バクテロイデス菌、ビフィズス菌をバランスよく増やすことができるプレバイオティクスとなります。

（２）マヌカハニーとαオリゴ糖の組み合わせ

マヌカハニーは、ニュージーランドやオーストラリアに生息するマヌカの花から得られる特殊なハチミツです。メチルグリオキサール（ＭＧＯ）という抗菌物質が豊富に含まれており、様々な健康増進効果を有しているために〝蜂蜜の王様〟と呼ばれています。

マヌカハニーには、ＭＧＯの他にもオリゴ糖やグルコン酸が含まれており、オリゴ糖は乳酸菌を増やし、グルコン酸はビフィズス菌を増やす働きを持っています。また、ＭＧＯを摂取すると乳酸菌を増やす可能性があることが報告されています。さらに、マヌカハニーのオリゴ糖には、病原性菌が腸管に付着することを防ぐ作用があることも知られています。

マヌカハニーとαオリゴ糖を組み合わせると、抗菌作用とともに、腸内フローラがより改善されることがニュージーランドのオタゴ大学の研究によって明らかにされています。その研究では、マヌカハニーとαオリゴ糖を組み合わせると、乳酸菌（*Lactobacillus reuteri*）はより増加し、病原性菌であるサルモネラ菌（*Salmonella enterica Typhimurium*）の増殖は抑えられることが明らかにされています。

なお、この理由については、組み合わせたサンプルでは短鎖脂肪酸の産生量が増加し、それに伴ってpHが低下しているためと考察されています。

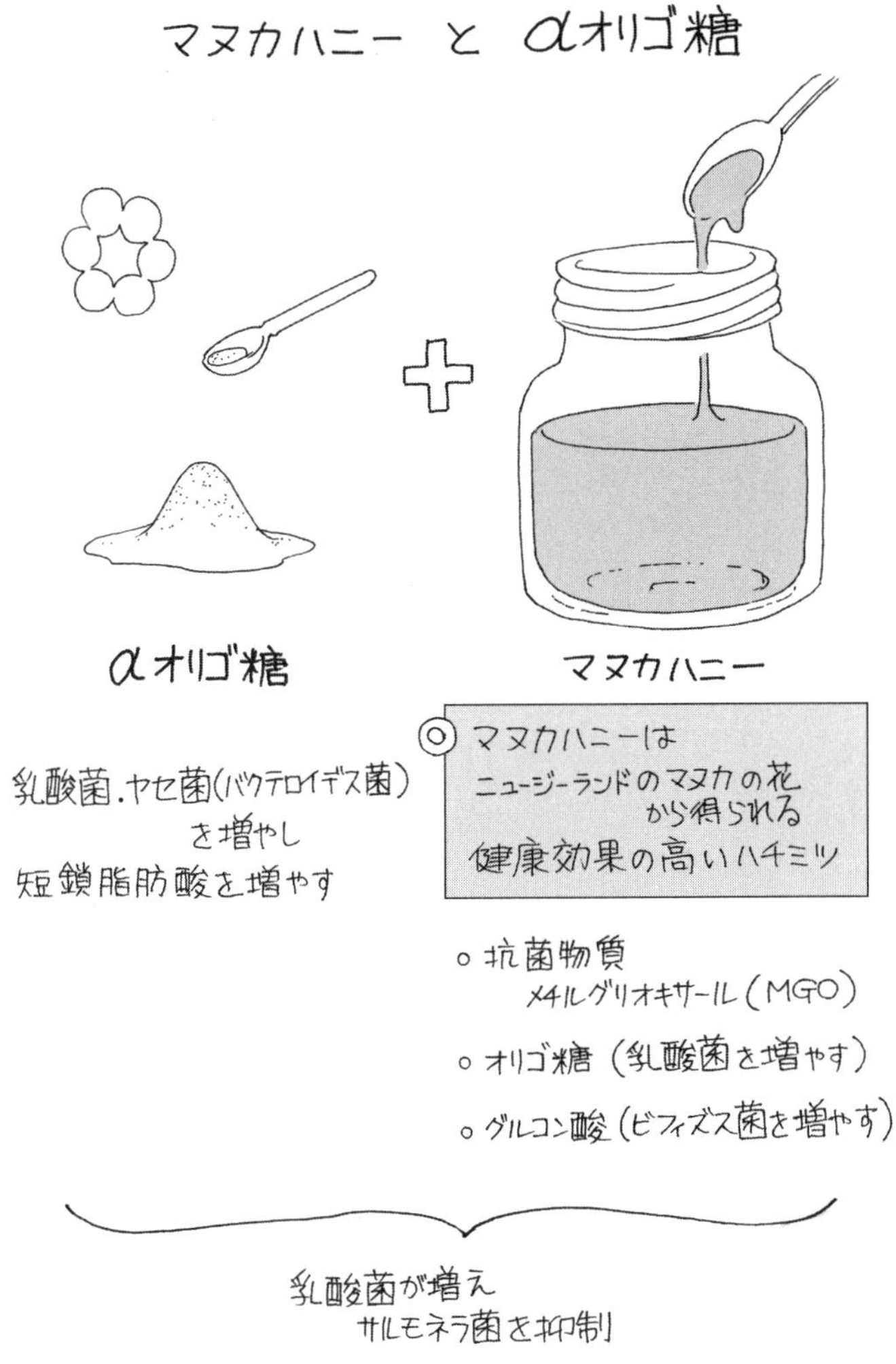
マヌカハニー と αオリゴ糖
αオリゴ糖
マヌカハニー
乳酸菌.ヤセ菌(バクテロイデス菌)を増やし
短鎖脂肪酸を増やす
マヌカハニーは
ニュージーランドのマヌカの花から得られる
健康効果の高いハチミツ
○抗菌物質
メチルグリオキサール(MGO)
○オリゴ糖(乳酸菌を増やす)
○グルコン酸(ビフィズス菌を増やす)
乳酸菌が増え
サルモネラ菌を抑制

（3）キウイフルーツとの組み合わせ

キウイフルーツは、野菜や果物の中でも食物繊維を特に多く含んでいます。キウイフルーツに含まれる水溶性の食物繊維、ペクチンはプレバイオティクスとして腸内フローラを改善し、酪酸などを増やす作用を持っています。そして、キウイフルーツに含まれる不溶性食物繊維のアラビノキシランは、便秘改善に有効で腸内の蠕動運動を促して腸内を常にクリーンに保つ作用を持っています。

しかし、キウイフルーツは、そのような食物繊維を含むだけではなく、タンパク質を分解する酵素、〝アクチニジン〟も含有しています。タンパク質やその分解物は大腸に到達すると腐敗産物に変換されますが、この酵素は、タンパク質の消化・吸収を助け、タンパク質やその分解物（ペプチドやアミノ酸など）が大腸に到達することを防ぎます。

αオリゴ糖は腸内フローラを改善し、短鎖脂肪酸を増やして腐敗産物の産生量を減少させる働きを持ちますので、同様の作用を持つキウイフルーツと組み合わせることによって、

①キウイフルーツの食物繊維とαオリゴ糖が短鎖脂肪酸、特に酪酸を作る働きを促し、腸

キウイフルーツ と αオリゴ糖

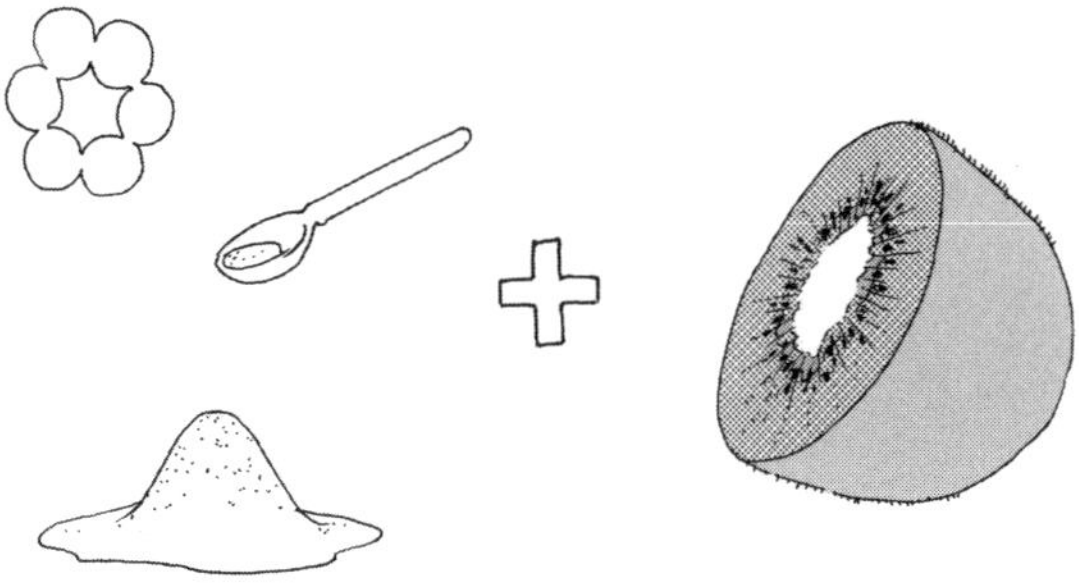

αオリゴ糖

キウイフルーツ

乳酸菌.ヤセ菌(バクテロイデス菌)
を増やし
短鎖脂肪酸を増やす

○食物繊維 ペクチン と
アラビノキシラン
腸内細菌のバランス改善

○タンパク分解酵素 アクチニジン
タンパク質の消化を助け
大腸での腐敗を防ぐ

短鎖脂肪酸(特に酪酸)を増やす
腐敗産物を減らす

内環境を整えて免疫力を向上させる、②アクチニジンとαオリゴ糖で相乗的に腐敗産物の産生量を減らす、などの効果が期待できます。

さらに、キウイフルーツの酵素は熱に弱いのですが、αオリゴ糖を加えてあらかじめ加工処理することによって酵素の安定性を高めることができます。

(4) クロレラとの組み合わせ

クロレラは、淡水に生息する球形の小さな単細胞緑藻類です。クロレラはタンパク質やビタミン、ミネラルを豊富に含むために、サプリメントなどに利用されていますが、最近、腸内のプロピオン酸産生量が少ない人に対して、クロレラを摂取することで、腸内のプロピオン酸産生量を増やすことや、腸内のジカルボン酸を増やすことが報告されました。

αオリゴ糖は腸内のプロピオン酸を増やす効果に優れているため、クロレラと組み合わせることによって、腸内のプロピオン酸産生量をさらに促し、トップアスリートの持久力向上が期待できます。

5　レジスタントプロテイン

レジスタントとは、（ヒトの消化酵素に対する）〝耐性がある〟という意味の英単語で、レジスタントプロテインは消化されにくいプロテイン（タンパク質）を意味します。私たちが摂取するタンパク質には、動物性のものと植物性のものがあり、動物性タンパク質は、そのほとんど全てが腸内の消化酵素によって消化されますが、植物性タンパク質にはレジスタントプロテインが含まれているので、その10〜15％は消化されないまま小腸を通過し、大腸に到達します。

そのため、以前は、動物性タンパク質の方が消化・吸収性に優れ、必須アミノ酸をはじめとしたアミノ酸の種類が豊富であることから、栄養学的により重要視されてきました。しかし、近年になって、植物性タンパク質に含まれるレジスタントプロテインが、腸内フローラを改善することが発見され、注目されています。

レジスタントプロテインは、糖質でできた食物繊維や難消化性オリゴ糖ほどではありませんが、短鎖脂肪酸を産生し、善玉菌優位の酸性の腸内環境を整える働きをします。

6 フィトケミカル

フィトケミカルは、植物を意味する〝フィト〟と化学物質を意味する〝ケミカル〟を組み合わせた言葉で、ポリフェノールやフラボノイドなどの植物に含まれる機能性成分が該当します。

フィトケミカルは、通常、植物の中で糖と結合した状態で存在しています。これは水に溶けやすい糖と結合することによって水との親和性と高め、植物体内での輸送や利用を容易にするためと考えられています。

この糖と結合しているフィトケミカルは、小腸の消化酵素によって分解されづらく、そのままの形では吸収されにくいため、フィトケミカルを摂取すると、その5～10％は小腸で吸収されますが、残りの90～95％は大腸に移行します。

体内に吸収されたフィトケミカルは、体内で抗酸化、抗炎症をはじめとした様々な作用を発揮します。

一方、大腸に到達したポリフェノールは、善玉菌であるアッカーマンシア菌、乳酸菌、ビフィズス菌などの増殖を促し、腸内フローラを改善します。この理由の一つには、乳酸菌などの善玉菌はフィトケミカルから糖を外してエネルギー源にできることが挙げられます。また、ターメリックの黄色色素として知られているクルクミンは、腸内の酪酸産生菌を増殖させるとともに酪酸産生量を増やし、腸管バリア機能を強化する作用を持つことが報告されています。

さらに、一部のフィトケミカルは腸内細菌によって、他の物質に作り変えられることがわかっています。

例えば、クルクミンは腸内細菌によって、クルクミンよりもさらに抗酸化作用の高い還元型クルクミン（テトラヒドロクルクミン）に変換されます。イソフラボンは、女性のホルモンバランスを整える作用を持つエクオールに変換されます。

しかし、日本人の女性でイソフラボンをエクオールに変換できる腸内細菌を持つ人は約50％であり、若い世代ではもっと少ないと言われています。自分の腸内フローラでエクオールを作ることができるかどうか心配な方は、エクオールの配合されたサプリメントの摂取をおすすめします。

7　バイオジェニックス／ポストバイオティクス

バイオジェニックスは、〝biogenic（生命活動を通じて生じたもの）〟から造られた言葉で、腸内フローラへの影響を介さずに、直接健康に作用する成分のことを言います（**図20**）。ポリフェノールやビタミン類、ＤＨＡなどとともに、細菌由来の成分もこれに該当するものがあります。ちなみに、バイオジェニックスに類似した用語で、ポストバイオティクスがありますが、これは、腸内フローラに影響するものも含め、健康に寄与する細菌由来の成分のことを言います。

例えば、細菌由来の生理活性ペプチド、ビタミン、細菌の細胞壁成分であるリポテイコ酸やペプチドなどがバイオジェニックスに分類されます。殺菌処理した善玉菌が感染防御などの生理活性を示すのは、これらの成分の働きによるものです。短鎖脂肪酸は直接健康に作用しますが、腸内フローラにも影響しますので、ポストバイオティクスであってもバイオジェニックスではないとも言えます。

バイオジェニックスの中には、サプリメントなどの食品として摂取できるものがあります。前述の善玉菌の死菌体やラクトトリペプチド（ＶＰＰ、ＩＰＰ）、テトラヒドロクルクミン、エクオール、水酸化脂肪酸、酢酸菌が作るＬＰＳ、乳酸菌生成エキスなどが例として挙げられます。なお、エンテロコッカス・フェカリス（*Enterococcus faecalis*）菌FK-23株の場合は、生菌よりも死菌の方が、高い免疫力向上作用を持つことが報告されています。

プロバイオティクス

善玉菌をはじめとした健康に
有益な作用を持つ菌（生菌）

ビフィズス菌、乳酸菌、
酪酸菌、納豆菌　など

プレバイオティクス

善玉菌のエサになる成分

ガラクトオリゴ糖、
イヌリン、αオリゴ糖、
ラクトスクロース　など

バイオジェニックス

腸内フローラを介さず直接作用
する菌由来の成分

ラクトトリペプチド、
善玉菌の死菌体、LPS　など

図20　プロバイオティクス、プレバイオティクス、
バイオジェニックス（ポストバイオティクス）

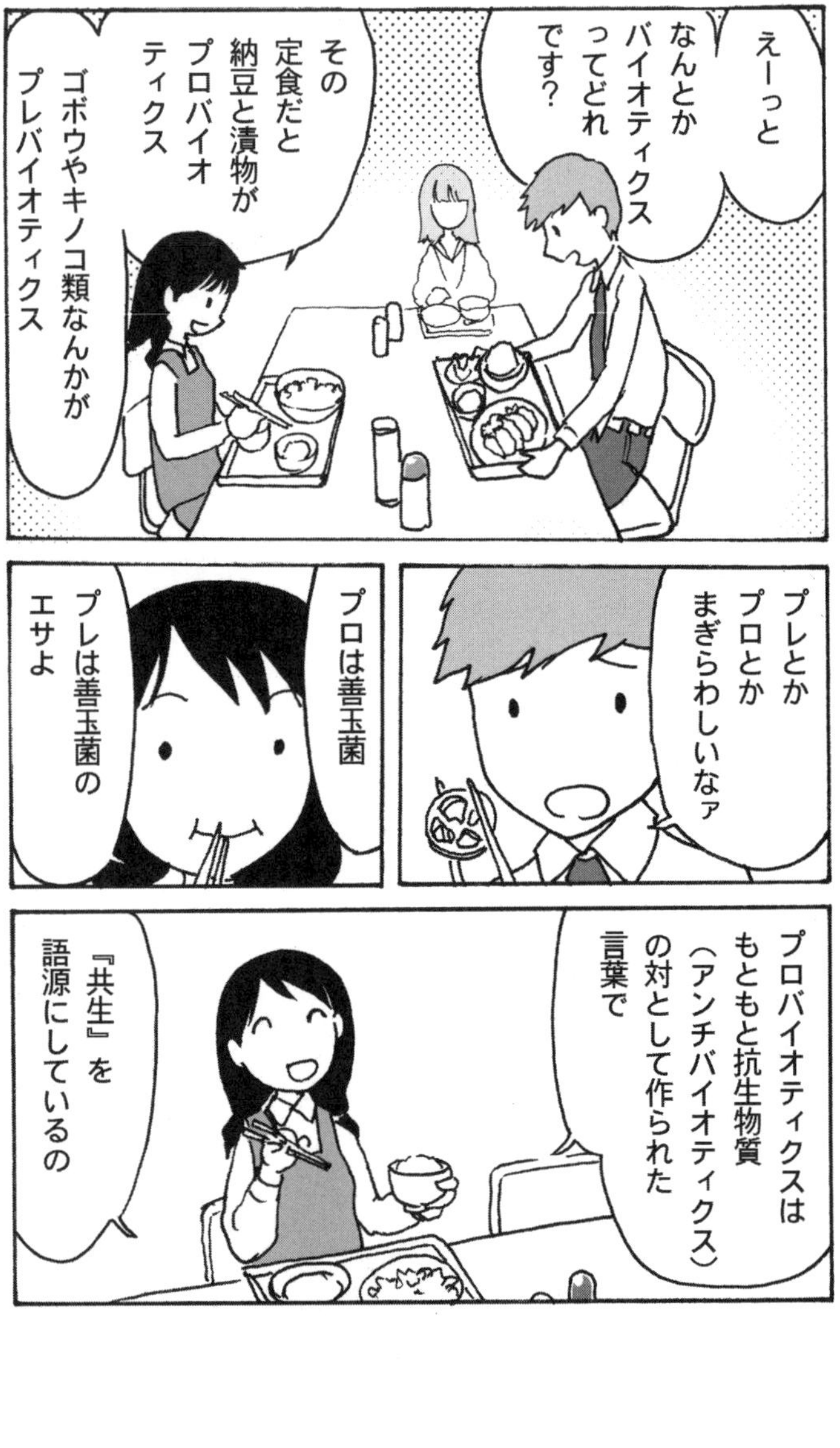
えーっと
なんとかバイオティクスってどれです？
その定食だと納豆と漬物がプロバイオティクス
ゴボウやキノコ類なんかがプレバイオティクス
プレとかプロとかまぎらわしいなァ
プロは善玉菌
プレは善玉菌のエサよ
プロバイオティクスはもともと抗生物質（アンチバイオティクス）の対として作られた言葉で
『共生』を語源にしているの

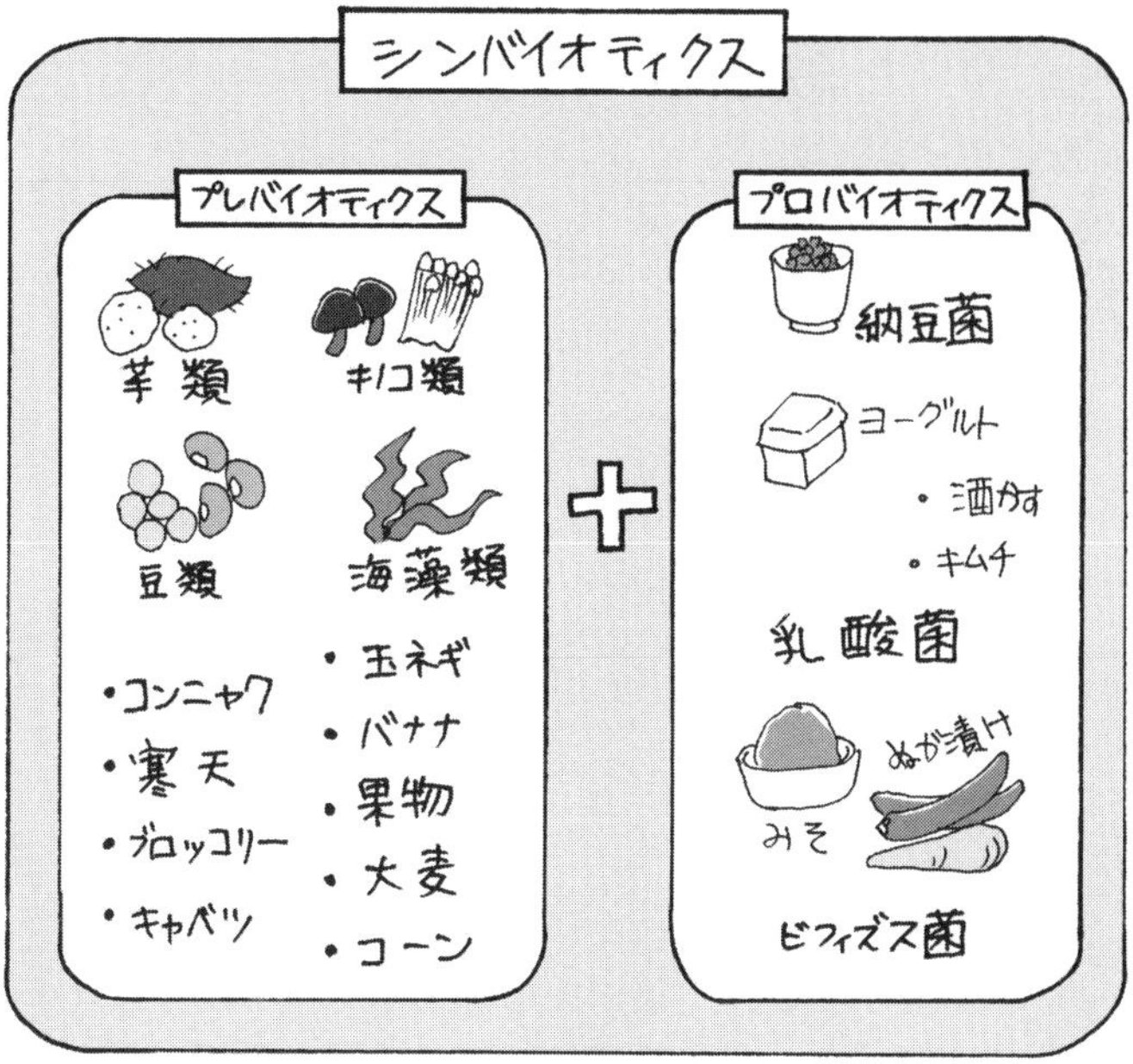
シンバイオティクス
プレバイオティクス
芋類
キノコ類
豆類
海藻類
・コンニャク
・寒天
・ブロッコリー
・キャベツ
・玉ネギ
・バナナ
・果物
・大麦
・コーン
プロバイオティクス
納豆菌
ヨーグルト
・酒かす
・キムチ
乳酸菌
みそ
ぬか漬け
ビフィズス菌

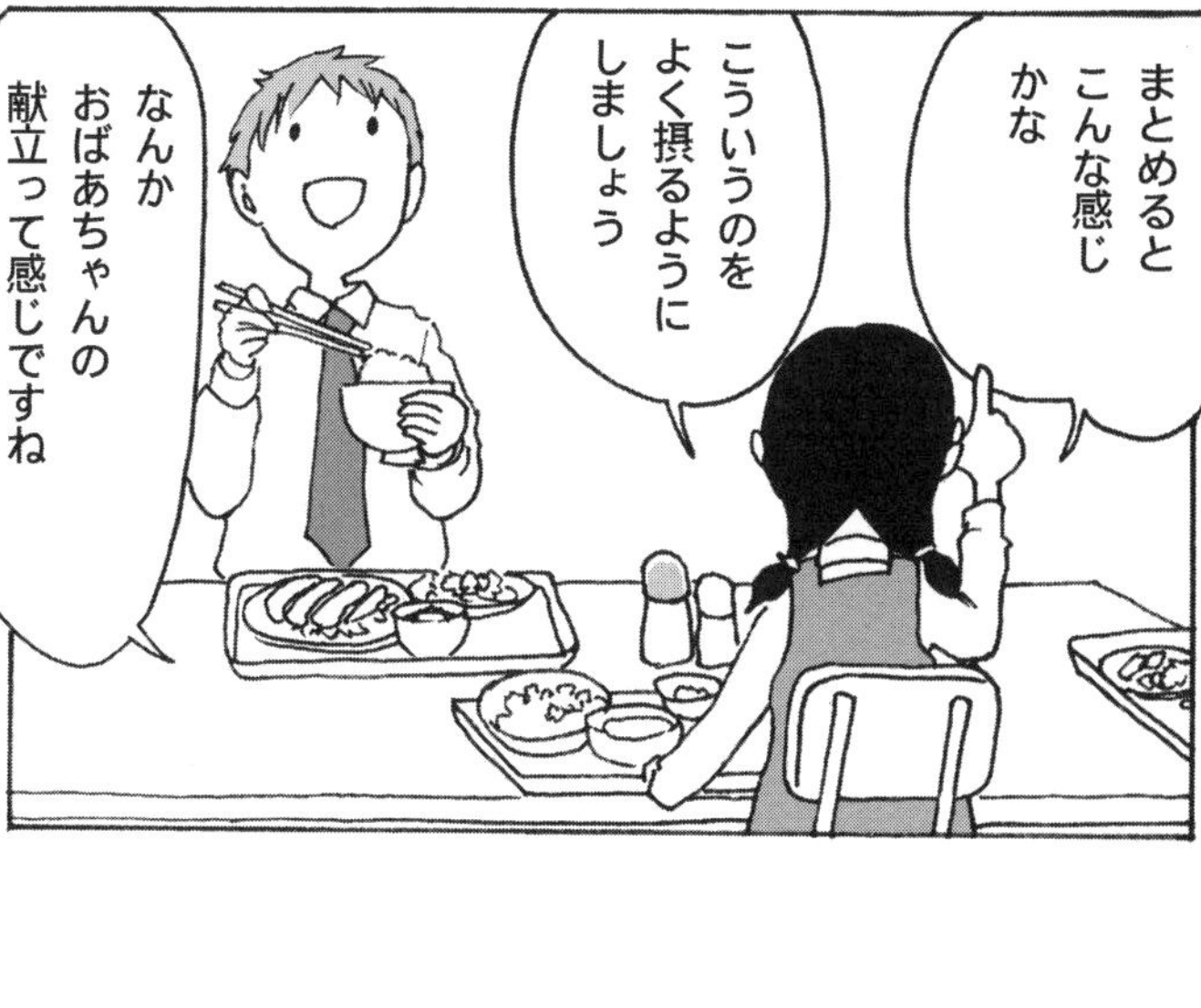
まとめると こんな感じ かな
こういうのを よく摂るように しましょう
なんか おばあちゃんの 献立って感じですね

第5章　腸内フローラを善玉菌優位にして活性化する五つの方法

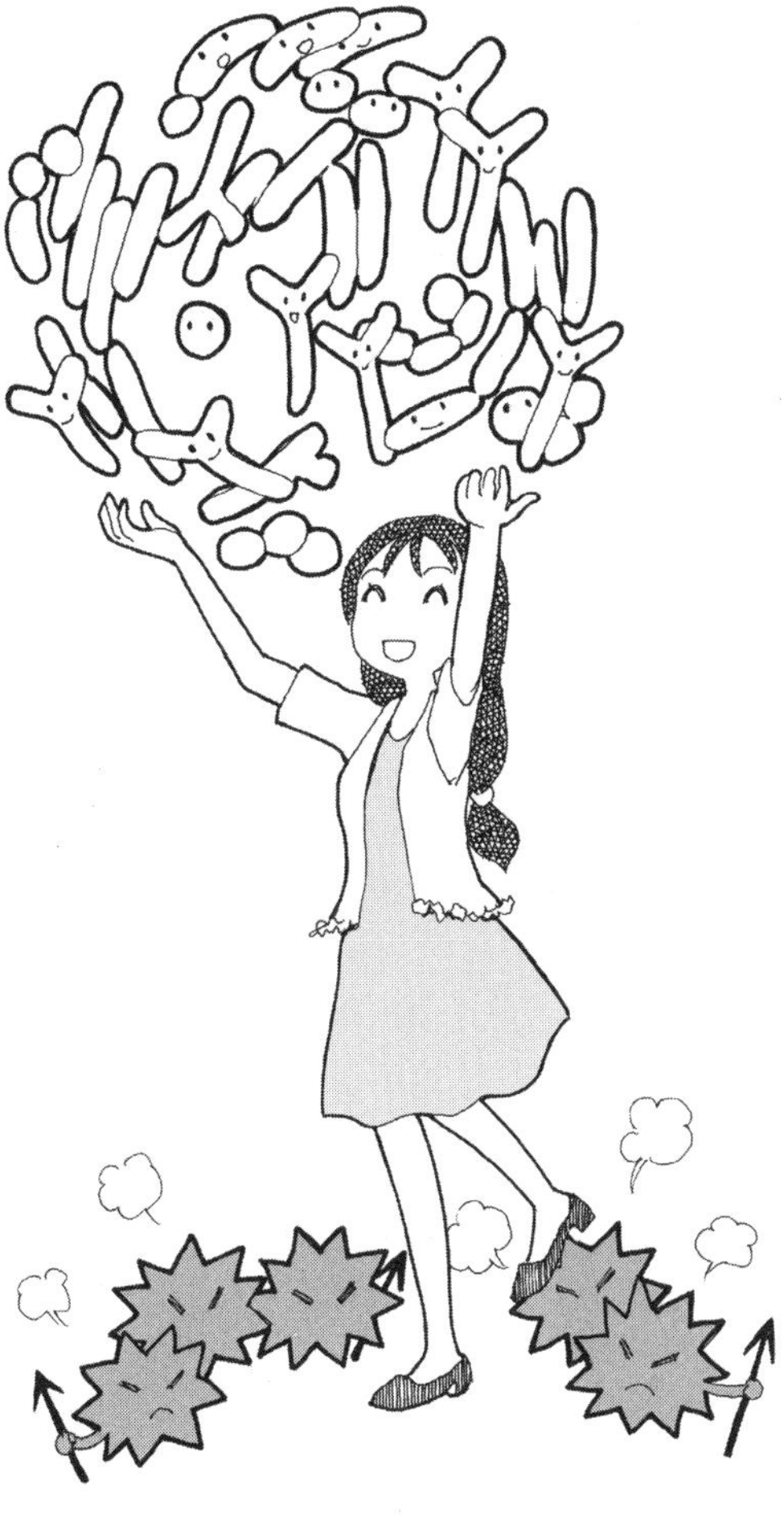

昔は、腸内フローラを活性化する＝腸内のビフィズス菌や乳酸菌を増やすことが重要視されてきました。しかしながら、現在では、腸内細菌が作り出す様々な成分が、健康や美容に好影響を及ぼす場合と、その反対に、体の不調や肌荒れ、腎臓病やがんなど様々な病気に関わっていることが明らかとなってきています。

最後に、著者がおすすめしたい腸内フローラを良い方向に活性化するための五つの方法を紹介します。

1　酪酸菌で変える腸内環境と免疫力

酪酸は、人の健康に良い影響を与える腸内細菌由来の成分の中でも、最も注目されている成分の一つです。最近の研究では、元気な高齢者やアスリートの腸内には酪酸菌が多く、アレルギー性疾患を持つ人やコロナウイルス感染症に罹った入院患者の腸内には酪酸菌が少ないことが判明しています。

腸内で作られた酪酸は、腸管上皮細胞を活性化して腸管バリア機能を強化したり、免疫力を向上させたり、重要な免疫細胞である制御性Ｔ細胞に働きかけて、アレルギー性反応を抑える作用を持っています。

しかし、それだけではなく、酪酸は腸内環境を酸性側に傾けることに加え、腸管内の酸素濃度を下げ、酸素に非常に弱い偏性嫌気性菌であるビフィズス菌や酪酸菌、バクテロイデス菌の増殖を促す働きを持っています。

腸内の酪酸を増やすためには、酪酸を作る酪酸菌を増やす必要があります。

もちろん、腸内の酪酸菌が増殖するようなプレバイオティクスを摂取することは有効ですが、プロバイオティクスである酪酸菌とともに酪酸菌と相性の良いプレバイオティクスであるαオリゴ糖を組み合わせたシンバイオティクスを摂取することが最も有効な方法であると考えられます。

酪酸菌とαオリゴ糖のシンバイオティクスを摂取して免疫力を高めましょう。

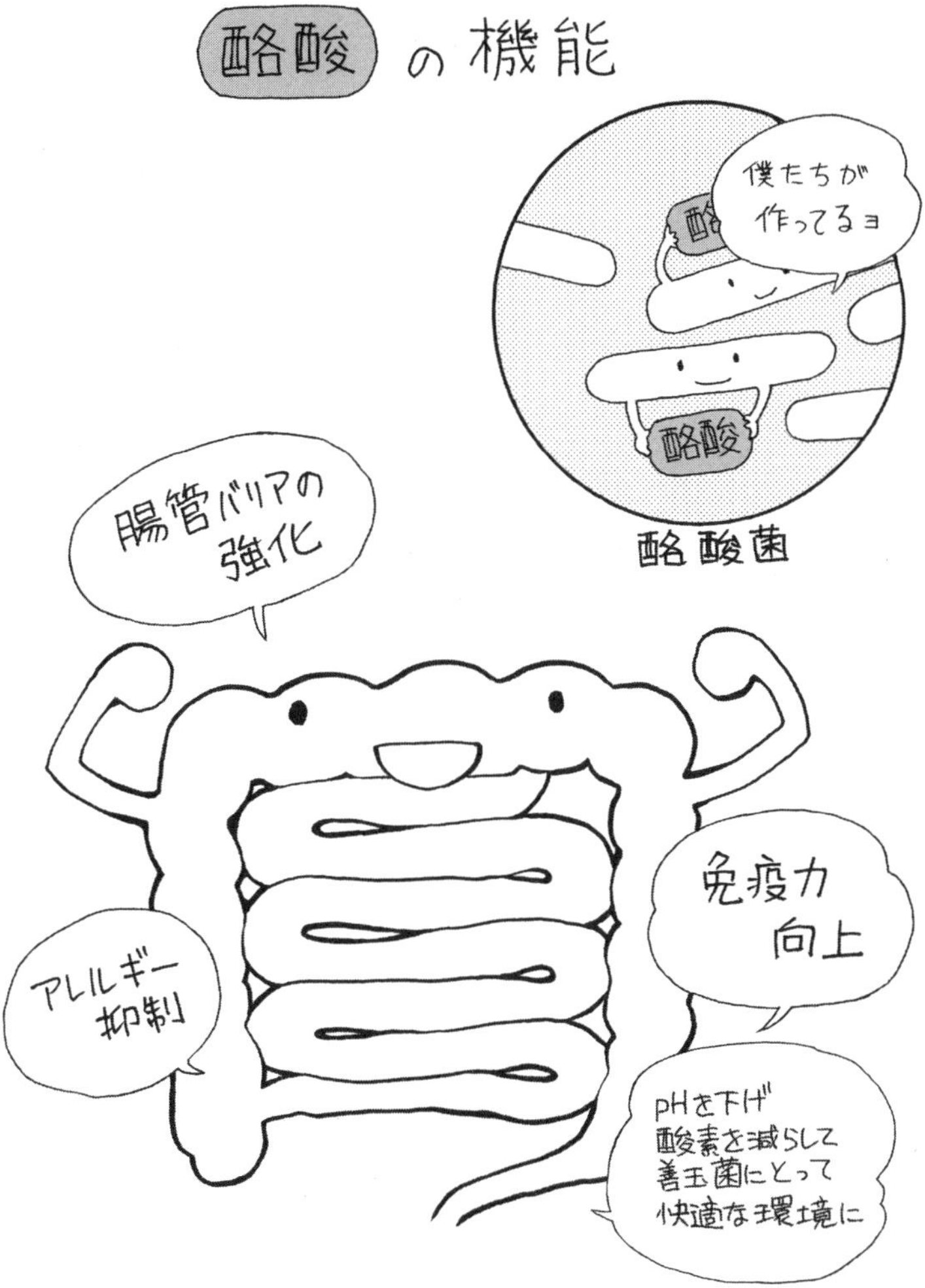
酪酸の機能
僕たちが作ってるヨ
酪酸
酪酸
酪酸菌
腸管バリアの強化
免疫力向上
アレルギー抑制
pHを下げ酸素を減らして善玉菌にとって快適な環境に

2 偏った食生活を見直す

腸内フローラが作る健康に好ましくない代謝物のことを腐敗産物、健康に好ましい代謝物のことを発酵産物というのですが、腐敗産物を作らず、発酵産物を作るためには偏った食生活を見直す必要があります。タンパク質や脂肪の摂取量を適正なレベルにして悪玉菌優位な腸内環境を作らないようにしましょう。

タンパク質の1日の推奨摂取量は、「日本人の食事摂取基準（2020年版）」によると、成人男性で60～65g、女性で50～55gとされています。それを3回の食事に分けて摂取することが理想的です。

一度に消化・吸収できるタンパク質の量には限りがありますので、例えば、夜ご飯の時だけ極端にタンパク質を多く摂取することやプロテインをサプリメントとして一度に過剰量摂取することは、1日の推奨摂取量の範囲であってもタンパク質は大腸まで届いてしまいます。便やおならが、温泉のような硫黄臭やアンモニア臭が強い場合は腸内で腐敗産物が過剰に生産されている可能性がありますので、タンパク質の摂取量や摂取のタイミングを見直すようにしましょう。

脂肪の1日摂取量は、摂取エネルギーの20〜30%が目標値として定められています。推定エネルギー必要量は成人男性でおおよそ２６００ｋｃａｌ、成人女性でおおよそ２０００ｋｃａｌですので、男性でおおよそ80〜90ｇ、女性でおおよそ45〜70ｇくらいが適正な範囲と言えます。ただし、脂肪の種類や組成も腸内環境に与える影響が異なるため、注意が必要です。脂肪は腸内環境を乱しやすい悪玉の長鎖飽和脂肪酸を多く含むお肉ばかりでなく、ＥＰＡやＤＨＡなど善玉の不飽和脂肪酸を多く含むお魚や大豆などをバランスよく摂るようにしましょう。

もし、筋肉を維持したい・増やしたいなどの目的で、タンパク質を多く摂取したい場合には、腸内フローラが悪玉菌優位にならないようにプロバイオティクスやプレバイオティクスを一緒に摂取しましょう。

プレバイオティクスとしては、善玉菌によって短鎖脂肪酸を最も多く産生するαオリゴ糖が特におすすめです。善玉菌優位の酸性の腸内環境が整います。

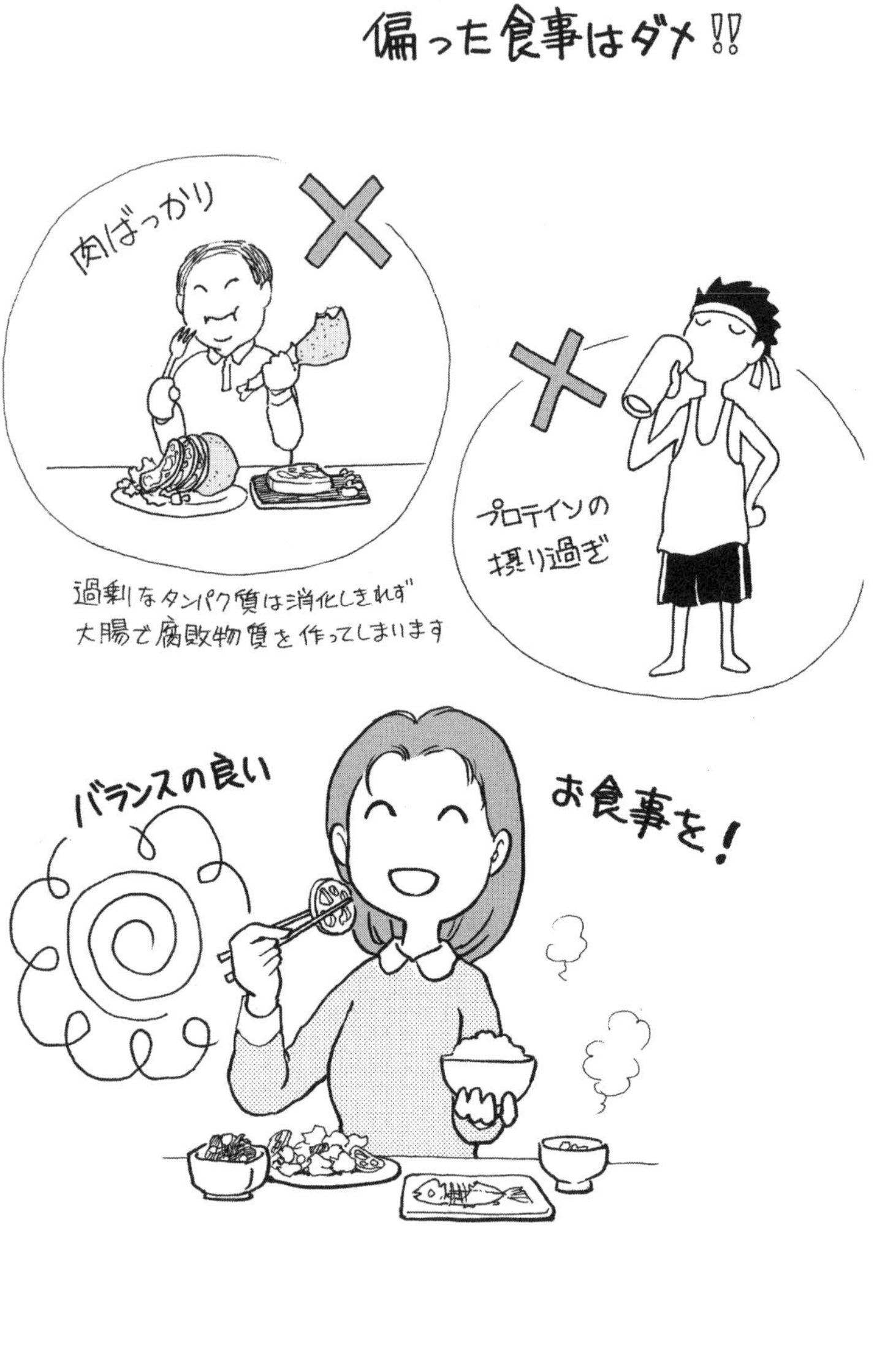
偏った食事はダメ!!
肉ばっかり
過剰なタンパク質は消化しきれず
大腸で腐敗物質を作ってしまいます
プロテインの
摂り過ぎ
バランスの良い
お食事を!

　また、便秘になると、悪玉菌が増殖して腐敗産物の産生量を増やし、腐敗産物の体内への吸収量が増加することにつながります。そのため、プロバイオティクスやプレバイオティクスとともに、腸内細菌のエサとならず腸の蠕動運動を促進する不溶性の食物繊維を併用することも有効です。

　キウイフルーツには善玉菌のエサになる食物繊維だけでなく、細菌に利用されない不溶性の食物繊維も豊富に含まれています。

　さらに、タンパク質の消化を助ける酵素を有するキウイフルーツや有胞子性乳酸菌を一緒に食べるのもいいでしょう。キウイフルーツを毎日食べるのは大変だという方には消化酵素を安定に粉末化したサプリメントも市販されています。

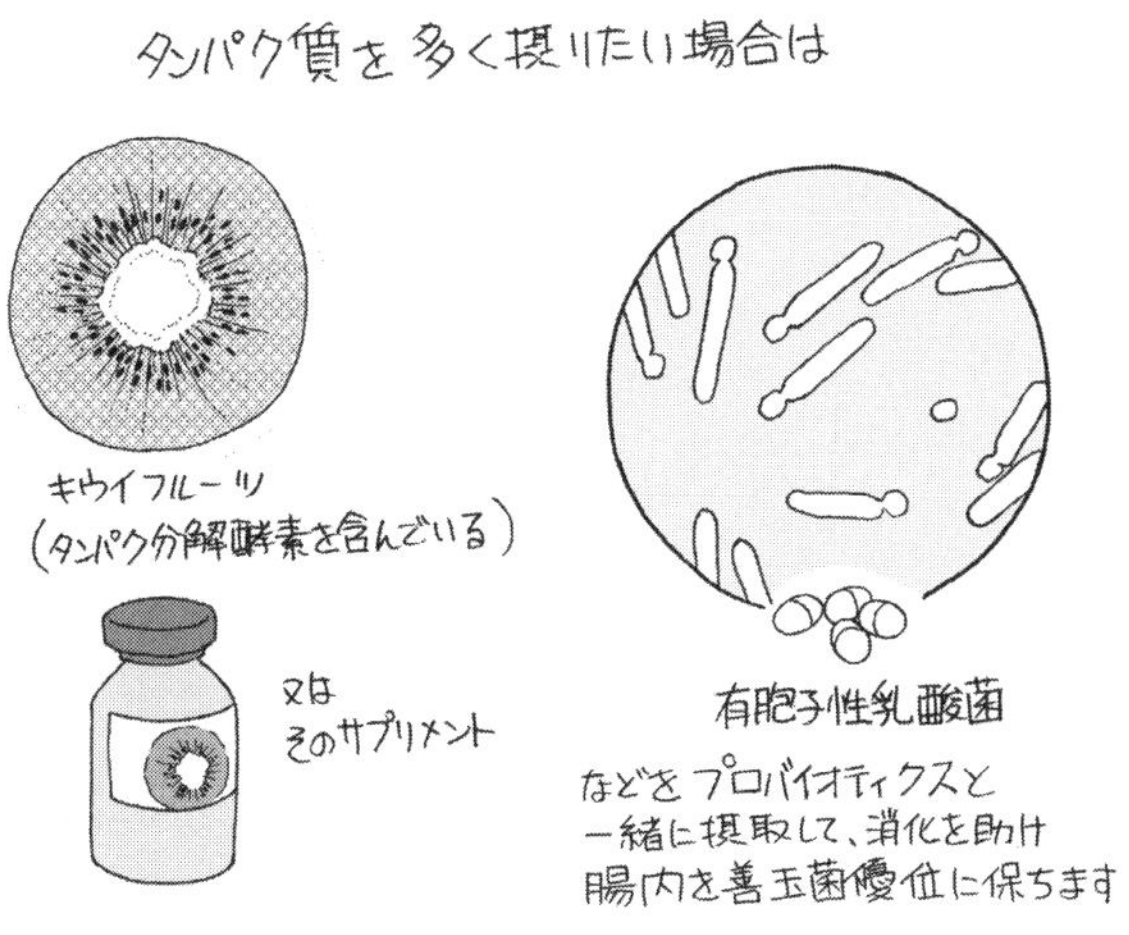
タンパク質を多く摂りたい場合は
キウイフルーツ
（タンパク分解酵素を含んでいる）
又は
そのサプリメント
有胞子性乳酸菌
などをプロバイオティクスと
一緒に摂取して、消化を助け
腸内を善玉菌優位に保ちます

3　ビフィズス菌や乳酸菌を摂取する時の注意点

ビフィズス菌または乳酸菌は、それぞれ一括りにされていますが、細かく見るとそれぞれ特徴が異なっています。

例えば、同じ乳酸菌であっても腸まで届くものと胃酸などで死んでしまって、腸まで届きにくいものがあります。また、生きている細菌を摂取する生菌製品と滅菌加工処理した死菌体製品が市販されています。

善玉菌の死菌体の中には生菌よりも生理活性が高いものも存在しますが、生菌とは作用メカニズムが異なりますので、自分の体質や目的に合ったものを選ぶ必要があります。

また、腸に届くタイプのプロバイオティクスを食べた場合でも、大腸で活動するためにはエサが必要です。

生きて腸に届くタイプのプロバイオティクスを摂取する時には、そのプロバイオティクスに合ったプレバイオティクスを一緒に摂取するか、配合されている商品を選ぶようにしましょう。

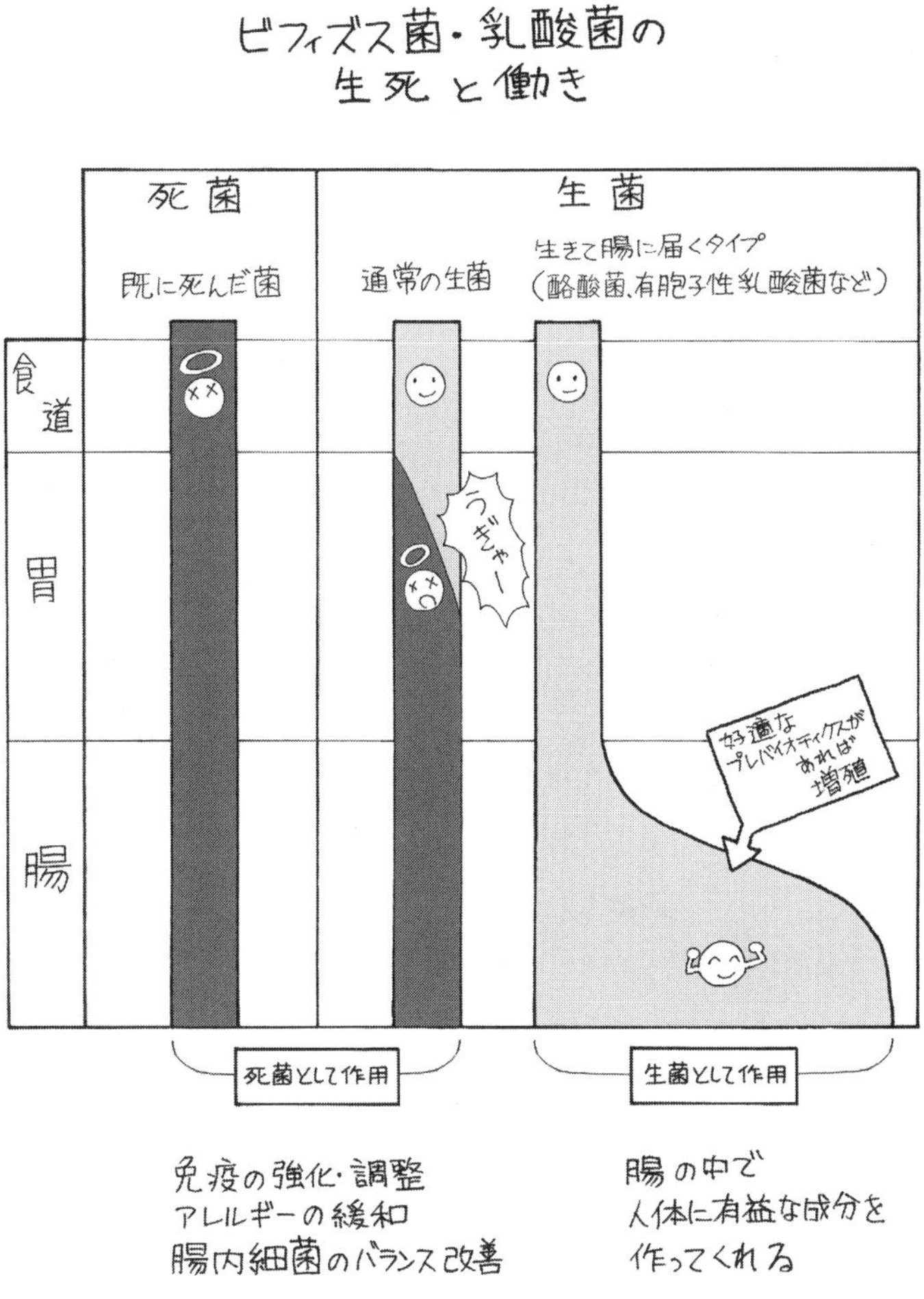
ビフィズス菌・乳酸菌の
生死と働き
死菌
生菌
既に死んだ菌
通常の生菌
生きて腸に届くタイプ
（酪酸菌、有胞子性乳酸菌など）
食道
胃
腸
うぎゃー
好適な
プレバイオティクスが
あれば
増殖
死菌として作用
生菌として作用
免疫の強化・調整
アレルギーの緩和
腸内細菌のバランス改善
腸の中で
人体に有益な成分を
作ってくれる

4 活性酸素を減らすための腸活

体内で作られる活性酸素は、様々な体内物質を酸化させる働きを持ち、その作用は疲労や体の不調だけでなく、種々の病気にも影響します。鉄が錆びて酸化鉄になることも酸化ですので、その〝錆びる〟イメージを持っていただくと、酸化がいかに体に悪いことか、理解しやすいでしょう。

ポリフェノールなどのフィトケミカル、ビタミンC、Eといった抗酸化物質を摂取することは、活性酸素を消去するために有効です。しかし、一旦、抗酸化物質として活性酸素を消去すると、自らは酸化体となって抗酸化活性を失いますので、体内で慢性的に発生する活性酸素を消去し続けることは難しいかもしれません。

プレバイオティクスを摂取した際、一部の腸内細菌によって水素ガスが作られます。そして、腸内での水素ガスの発生はそのプレバイオティクスがエサとして利用されている間の数時間持続しますので、活性酸素を消去し続けることができます。ただし、人によって水素ガスを作りやすい人と作りにくい人がいますので、水素ガスをたくさん発生させたい人には、水素ガスを発生させやすい酪酸菌とαオリゴ糖を組み合わせたシンバイティクスの摂取をおすすめします。

また、ポリフェノールの中でもクルクミンやレスベラトールは、小腸で吸収されなかったものが、腸内細菌によって抗酸化力がより強い還元型クルクミン、還元型レスベラトロールに作り変えられますので、これらを摂取しておくと、持続的に高い抗酸化力を発揮させることができます。

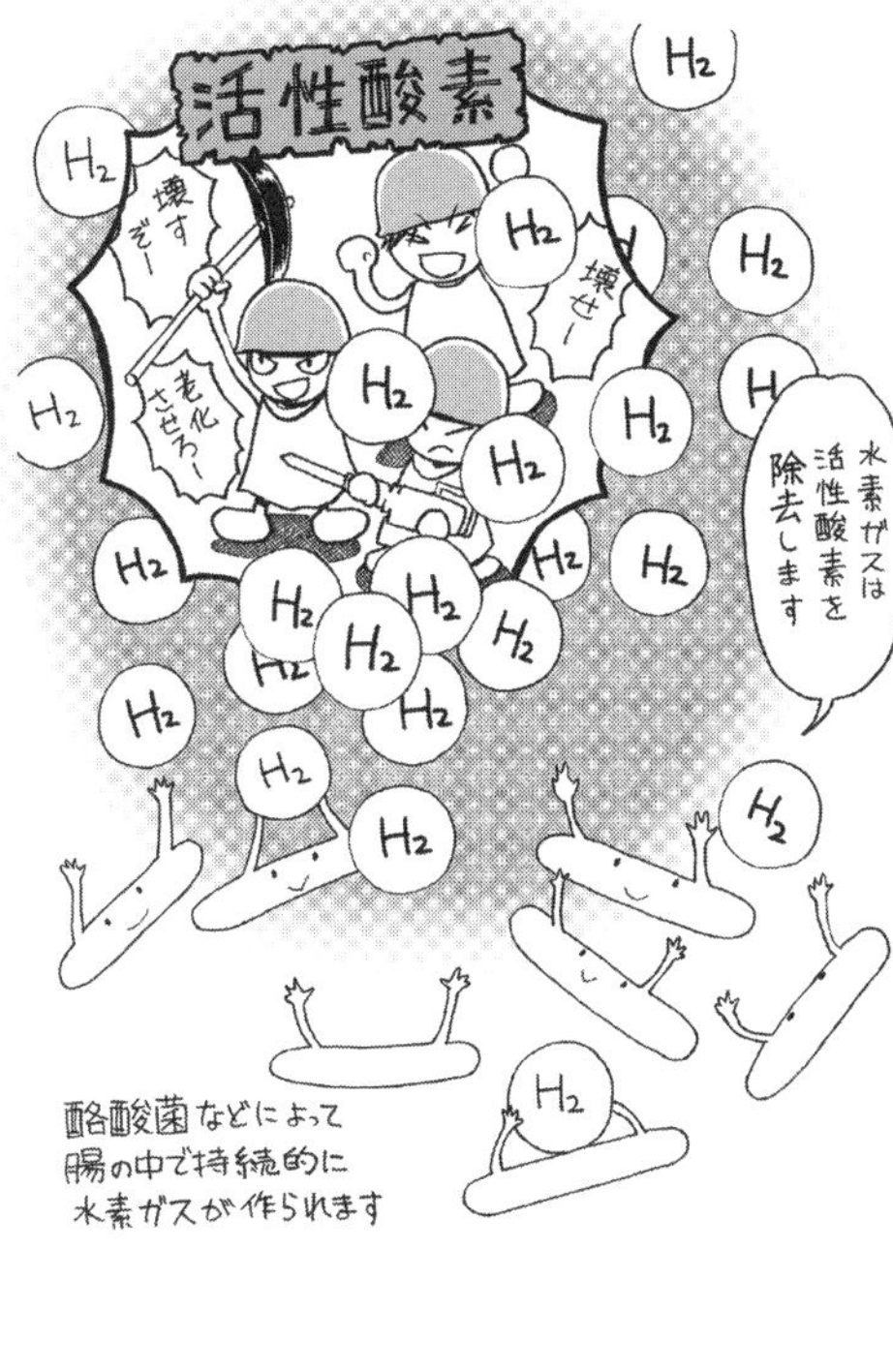
活性酸素
壊すぞー
壊せー
老化させろー
水素ガスは活性酸素を除去します
酪酸菌などによって腸の中で持続的に水素ガスが作られます

5　αオリゴ糖と他の成分との組み合わせによる腸活

これまでは、目的の善玉菌を増やすために、プロバイオティクスやプレバイオティクス、その組み合わせであるシンバイオティクスを摂取することが推奨されてきました。しかし、現在では、腸内細菌の代謝物、特に短鎖脂肪酸の重要性が明らかになってきたことで、例えば、感染防御力を高めたい場合は酢酸、運動持久力を高めたい場合はプロピオン酸、免疫機能を調整したい場合は酪酸というように、目的に合わせて腸内の必要な短鎖脂肪酸を増やす腸活も可能になってきています。

数あるプレバイオティクスの中で、αオリゴ糖をおすすめする理由は、腸内のそれぞれの短鎖脂肪酸を増やす力が強いためです。

αオリゴ糖はブドウ糖だけで構成されている単一分子ですので、エサになった場合に効率よくその細菌の増殖を促し、短鎖脂肪酸に変換されます。

αオリゴ糖を利用したシンバイオティクスについては、αオリゴ糖が、酪酸菌や乳酸菌の二種、有胞子性乳酸菌とプラズマ乳酸菌の増殖や短鎖脂肪酸類の産生を促す作用を持つこと、さらに、それらの作用は他のプレバイオティクスより優れていることについて紹介してきました。

酪酸菌やプラズマ乳酸菌とαオリゴ糖のシンバイオティクスは免疫調整、有胞子性乳酸菌とαオリゴ糖はタンパク質の分解促進に有効です。

なお、αオリゴ糖はビフィズス菌のエサになりにくいと考えられていますが、他の善玉菌を活性化することや酪酸産生によって腸内の酸素を減少させ偏性嫌気性細菌であるビフィズス菌が好む腸内環境を整えることで結果的にビフィズス菌が増えることが確認されています。

これまで説明してきました通り、最近の研究により、ビフィズス菌や乳酸菌を食べて善玉菌を増やすという単純な腸活だけではなく、それぞれの人の目的に応じて、腸内でどのような細菌や成分を増やして、どのような細菌や成分を減らしたらいいのか、そのためには、どのような食物を選べばいいのかということについて、より具体的に考えられるようになってきました。

みなさんもヨーグルトだけではない一歩先に進んだ腸活を始められてはいかがでしょうか。

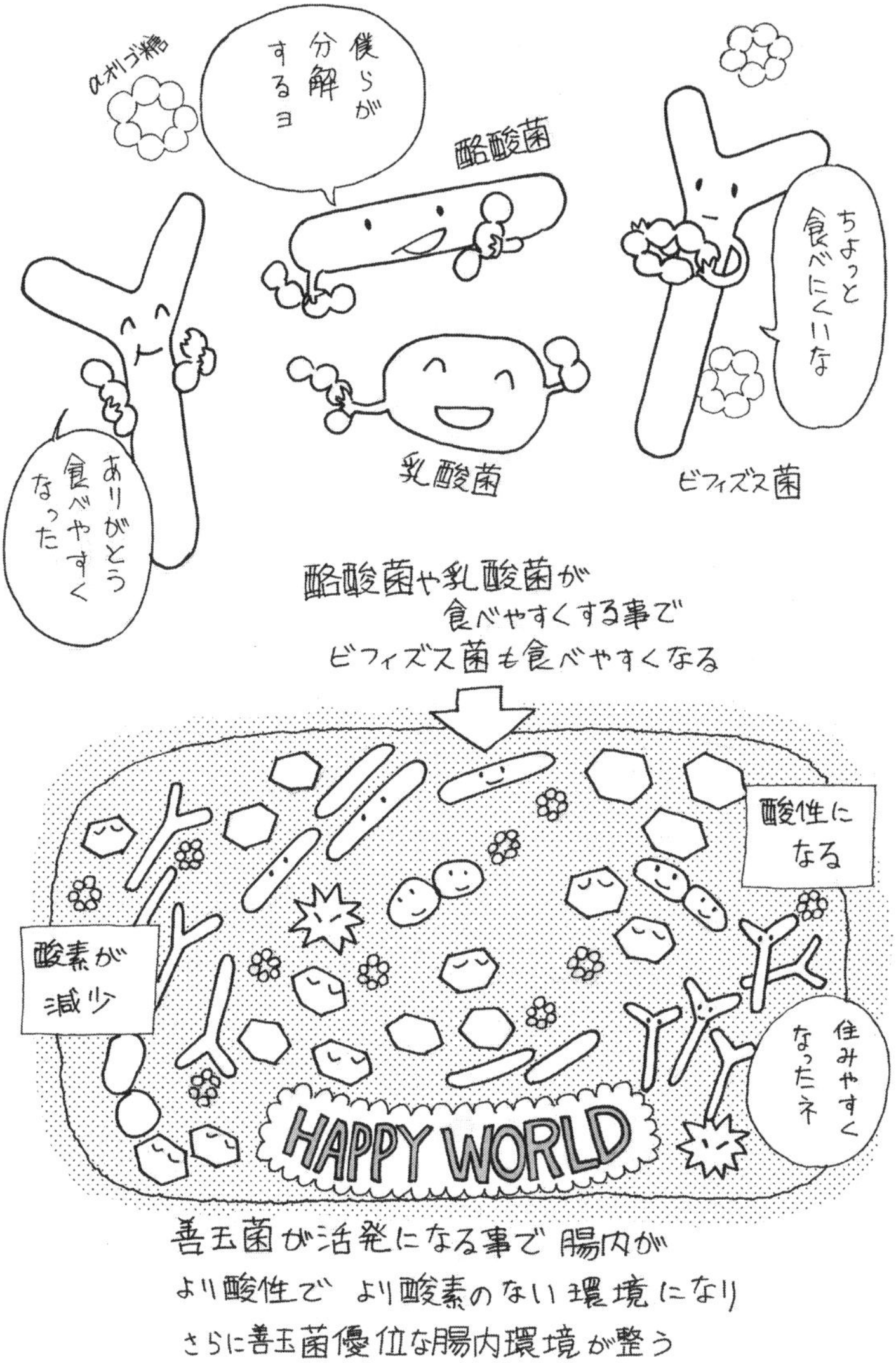
αオリゴ糖
僕らが分解するヨ
酪酸菌
ちょっと食べにくいな
ありがとう食べやすくなった
乳酸菌
ビフィズス菌
酪酸菌や乳酸菌が食べやすくする事でビフィズス菌も食べやすくなる
酸性になる
酸素が減少
住みやすくなったネ
HAPPY WORLD
善玉菌が活発になる事で腸内がより酸性でより酸素のない環境になりさらに善玉菌優位な腸内環境が整う

さいごに

本書では、腸内フローラとともに、腸内細菌が作る成分（代謝物）の健康への影響について説明してきましたが、著者が特に読者の方々にご理解いただきたいことは、次の3点です。

①プロバイオティクスだけを摂取しても、腸内に栄養が足りないと腸内で活発に活動できず、健康にとって好ましい代謝物を作りにくいため、腸まで届くプロバイオティクスを摂取する時には、相性のよいプレバイオティクスを一緒に摂取する。

②プレバイオティクスを摂取する時にも、腸内で増やしたい細菌の種類、さらには、便秘の解消や免疫力の向上などの目的に合った代謝物を作ってもらうために適したものを選ぶ。

③腸内の善玉菌は、健康に好ましい代謝物である短鎖脂肪酸を作ることによって様々な働きをしているため、短鎖脂肪酸を作る作用が強いαオリゴ糖を摂取する。特に、免疫力

を高めたい時には、αオリゴ糖と一緒に酪酸菌を組み合わせて摂取する。

本書を通じ、腸内フローラについての理解を深めていただき、みなさんの健康作りに少しでもお役立ていただけましたら幸いです。

監修者　寺尾啓二（てらおけいじ）プロフィール

工学博士　専門分野：有機合成化学

シクロケムグループ（株式会社シクロケム、コサナ、シクロケムバイオ）代表。東京農工大学客員教授、シクロデキストリン学会副会長、日本シクロデキストリン工業会会長などを兼任。'12年から神戸大学医学部客員教授、神戸女子大学健康福祉学部客員教授、モンゴル国立大学客員教授、ラジオNIKKEI 健康ネットワーク　パーソナリティ。

さまざまな機能性食品の食品加工研究を行っており、多くの研究機関と共同研究を実施。吸収性や熱などに対する安定性など様々な生理活性物質の問題点をシクロデキストリンによる包接技術で解決している。

著書
『シクロデキストリンの科学と技術』共著（CMC出版）
「スーパー食物繊維で不調改善！まったく新しい腸活の教科書」（宝島社）
「最新科学で証明された　超効率的に筋肉をつける最高の食事術」（宝島社）
「動脈硬化と突然死の知られざる原因！「小型LDLコレステロール」の怖い話」（宝島社）
そのほか多数

著者　古根隆広（ふるねたかひろ）プロフィール

医学博士　専門分野：食品化学、分析化学
株式会社シクロケムバイオ　テクニカルサポート　主席研究員

株式会社シクロケムのグループ企業である株式会社シクロケムバイオ入社。同社にてαオリゴ糖の機能性に関する研究に従事しつつ、2015年に神戸大学大学院医学研究科博士課程修了。神戸大学医学博士号取得。専門は食品化学と分析化学。これまでの主な研究成果として、神戸大学との共同研究により、αオリゴ糖のコレステロール吸収阻害機構や、脂肪酸に対する選択的な吸収阻害機構の解明などが挙げられる。現在はαオリゴ糖の腸内細菌改善作用などについて研究中。

著書
『シクロデキストリンの科学と技術』共著（CMC出版）
『食品機能性成分の安定化技術』共著（CMC出版）
「αオリゴ糖の応用技術集」（健康ライブ出版社）
「現代病の原因「腸モレ」を修復するスーパーオリゴ糖のチカラ」（健康ライブ出版社）
そのほか

腸重要な話
世界で一番すごいスーパー食物繊維で腸内フローラ革命

２０２２年10月31日　発行

監修　寺尾啓二
著者　古根隆広
発行　健康ライブ出版社
〒103－００２３
東京都中央区日本橋本町４－３－６
ＰＭＯ新日本橋３Ｆ
電話　０３・６２６２・１５１２
ＦＡＸ　０３・６２６２・１５１４
E-mail : kenkolivepublisher@gmail.com
印刷　シナノ書籍印刷株式会社
ISBN978-4-908397-17-2 C0047

健康・化学まめ知識シリーズ	7	**ヒトケミカル-カラダの機能を調節して健康寿命を延ばす-**	定価：本体400円＋税	三大ヒトケミカル（CoQ10、R-αリポ酸、L-カルニチン）は、何れもミトコンドリア内でエネルギー産生にかかわるとともに、抗酸化物質としても働きます。ミトコンドリアと三大ヒトケミカルについて、健康機能性栄養素としてのヒトケミカルの重要性、ヒトケミカルを組み合わせたときの相乗効果をも明らかにします。
	8	**"機能性栄養素　ヒトケミカルQ＆A―美容、スポーツパフォーマンス、生活習慣病、真の介護予防のために"**	定価：本体400円＋税	家族とともに幸せな人生を送るためには真の介護予防が必要であり、その鍵を握っているのが人の生体内でつくられる機能性栄養素の「ヒトケミカル」です。この本では、ヒトの代謝に不可欠な成分である「ヒトケミカル」をまず理解していただくためにわかりやすいQ&Aにまとめました。
	9	**ミトコンドリアとヒトケミカル**	定価：本体400円＋税	ミトコンドリアの中でヒトケミカルはエネルギー産生に関与するだけではなく、抗酸化作用で活性酸素を消去し細胞活性を維持します。本書はミトコンドリアをできるだけ分かりやすく解説し、ヒトの健康維持に対するヒトケミカルの重要性を解き明かします。
	10	**機能性食品による真の悪玉コレステロールである小型LDLコレステロールの低減**	定価：本体400円＋税	LDLコレステロールは悪玉ではなく、真の悪玉は小型LDLコレステロール。その小型LDLコレステロールを減らす唯一のスーパー食物繊維が『希少な糖』のα-シクロデキストリンである……。
	11	**美容と健康の救世主！R-αリポ酸 低用量摂取でも危険！S-αリポ酸**	定価：本体1000円＋税	なぜ、日本人にはR-αリポ酸が必要なのか、なぜ、日本では健康に危害を与える可能性のあるS-αリポ酸を含有するラセミ体のサプリメントが販売されているのか。抗酸化と抗糖化の鍵となる究極の生体内物質R-αリポ酸の有効な利用のために。

健康・化学まめ知識シリーズ	1	**ヒトケミカルでケイジング(健康的なエイジング)〜老いないカラダを作る〜**	定価：本体400円＋税	ヒトケミカルとはヒトの生体内で作られている生体を維持するための機能性成分。CoQ10、R-αリポ酸、L-カルニチンは三大ヒトケミカルを積極的に補い、ケイジン グ（健康的なエイジング）を目指しましょう。
	2	**スキンケアのための科学**	定価：本体500円＋税	市場にでている多くのスキンケア商品の中から、その機能性成分の効果を十分に発揮できるような商品を選ぶ知識をもつことが必要です。本書はそのための実践的な第一歩となります。
	3	**筋肉増強による基礎代謝の改善**	定価：本体400円＋税	運動と筋肉増強に有効な機能性成分を摂取することで基礎代謝の改善、筋肉増強、筋力の低下を防ぐ機能性成分に注目し、スポーツ栄養学を探ります。
	4	**脳機能改善のための栄養素について**	定価：本体400円＋税	認知症を中心に有効なn3多価不飽和脂肪酸をはじめクリルオイル、δトコトリエノール、R-αリポ酸、L-カルニチン、CoQ10などさまざまな機能性成分をとりあげて新しい栄養学を模索していく。
	5	**文系のための有機化学講座**	定価：本体400円＋税	グルコースからはじまり地球環境問題まで、文系でも知って得する“まめ”知識、興味の沸く内容をわかりやすく解説。
	6	**脂肪酸の種類と健康への影響**	定価：本体400円＋税	飽和脂肪酸と不飽和脂肪酸の包括的な健康への影響、オレイン酸、ω３系、ω６系、共役リノール酸などそれぞれの脂肪酸の代表的な物質、そして話題となっている個々オイルについての健康まめ知識。

シリーズ		書籍名	書籍詳細	掲載内容
環状オリゴ糖シリーズ	1	**スーパー難消化性デキストリン“αオリゴ糖”**	著者：寺尾啓二、古根隆広 本体400円＋税	スーパー難消化性デキストリンであるαオリゴ糖の基本情報、優れた機能を一冊にまとめてご紹介。
	2	**αオリゴパウダー入門**	著者：寺尾啓二 本体400円＋税	スーパー難消化性デキストリンであるαオリゴ 糖は食物繊維としての能力を持つだけではありません。機能性食品素材の様々な問題点を 同時に解決する、αオリゴ糖を利用した機能性食品素材粉末をご紹介。
	3	**マヌカαオリゴパウダーのちから**	著者：寺尾啓二 本体400円＋税	マヌカαオリゴパウダーの相乗的な抗菌活性、スキンケア効果、抗肥満作用、骨の健康増進作用、腸内環境改善効果など、健康・美容効果に関する研究成果について紹介します。
	4	**αオリゴ糖の応用技術集**	監修：寺尾啓二 著者：古根隆広 本体600円＋税	αオリゴ糖によるフレーバーやタンパクの安定化技術やポリフェノールの水溶化技術に関する検討例をはじめ、マヌカハニーとの組み合わせによる相乗的な抗菌効果、乳化技術や味覚改善。αオリゴ糖摂取時の機能性など、バラエティーに富んだ応用について紹介します。
	5	**γオリゴ糖の応用技術集**	監修：寺尾啓二 著者：上梶友記子 本体600円＋税	γオリゴ糖による機能性成分の生体利用能の改善効果に関する検討例をはじめ、機能性成分の安定化に伴う味覚や臭気の改善作用など、バラエティーに富んだ応用について紹介します。
環状オリゴ糖シリーズ 番外編		**現代病の原因「腸モレ」を修復するスーパーオリゴ糖のチカラ**	監修：寺尾啓二 著者：古根隆広 本体800円＋税	現代人の70％はリーキーガット状態にあるとも言われています。合成乳化剤による腸バリア機能の破壊を抑制するその救世主がスーパーオリゴ糖「αオリゴ糖」なのです。イラスト満載で読まなくてもイラストをみれば中身がわかるようになっています。